解放军总医院第三医学中心

眩晕病

病例精解

单希征 / 主　编
王恩彤 / 副主编

科学技术文献出版社
SCIENTIFIC AND TECHNICAL DOCUMENTATION PRESS
·北京·

图书在版编目（CIP）数据

解放军总医院第三医学中心眩晕病病例精解/单希征主编 . —北京：科学技术文献出版社，
2019.9（2023.7重印）

ISBN 978-7-5189-6089-7

Ⅰ. ①解… Ⅱ. ①单… Ⅲ. ①眩晕—病案—分析 Ⅳ. ①R764.34

中国版本图书馆 CIP 数据核字（2019）第 195759 号

解放军总医院第三医学中心眩晕病病例精解

策划编辑：吴 微 责任编辑：帅莎莎 赵博涵 责任校对：文 浩 责任出版：张志平

出 版 者	科学技术文献出版社
地 址	北京市复兴路 15 号 邮编 100038
编 务 部	（010）58882938，58882087（传真）
发 行 部	（010）58882868，58882870（传真）
邮 购 部	（010）58882873
官方网址	www.stdp.com.cn
发 行 者	科学技术文献出版社发行 全国各地新华书店经销
印 刷 者	北京虎彩文化传播有限公司
版 次	2019 年 9 月第 1 版 2023 年 7 月第 5 次印刷
开 本	787×1092 1/16
字 数	119 千
印 张	10.5
书 号	ISBN 978-7-5189-6089-7
定 价	86.00 元

编　委　会

主　　编　单希征

副　主　编　王恩彤

编　　者　（按姓氏拼音首字母排序）

陈元星　戴　静　樊春秋　高　云　黄立桂

姜树军　冷　辉　李　健　刘金梅　马维娅

穆学涛　潘宋斌　单希征　沈学强　石丽亚

孙　勍　孙悍军　王　宁　王恩彤　王挥兵

邢娟丽　尹海金　于新军　张　雷　张　莉

张春琳　张清华　郑克菲

编 者 单 位

（按姓氏拼音首字母排序）

陈元星　解放军总医院第三医学中心眩晕病研究所

戴　静　解放军总医院第三医学中心眩晕病研究所

樊春秋　首都医科大学宣武医院神经内科

高　云　解放军总医院第三医学中心眩晕病研究所

黄立桂　中国人民解放军庐山康复疗养中心

姜树军　解放军总医院第六医学中心神经内科

冷　辉　辽宁中医药大学附属医院耳鼻咽喉科

李　健　解放军总医院第三医学中心眩晕病研究所

刘金梅　解放军总医院第三医学中心眩晕病研究所

马维娅　解放军总医院第三医学中心神经内科

穆学涛　解放军总医院第三医学中心磁共振科

潘宋斌　武汉市第一医院神经内科

单希征　解放军总医院第三医学中心眩晕病研究所

沈学强　解放军总医院第三医学中心眩晕病研究所

石丽亚　解放军总医院第三医学中心眩晕病研究所

孙　勍　解放军总医院第三医学中心眩晕病研究所

孙悍军　解放军总医院第三医学中心耳鼻咽喉头颈外科

王　宁　解放军总医院第三医学中心眩晕病研究所

王恩彤　解放军总医院第三医学中心眩晕病研究所

王挥兵　解放军总医院第三医学中心耳鼻咽喉头颈外科

邢娟丽　西安交通大学第一附属医院耳鼻咽喉-头颈外科

尹海金　清华大学附属北京清华长庚医院耳鼻咽喉头颈外科

于新军　潍坊医学院附属医院眩晕医学科

张　雷　首都医科大学附属北京康复医院头颈康复中心

张　莉　内蒙古医科大学附属医院耳鼻咽喉头颈外科

张春琳　柳州市柳铁中心医院神经内科

张清华　解放军总医院第三医学中心眩晕病研究所

郑克菲　解放军总医院第三医学中心眩晕病研究所

前　言

　　眩晕或头晕为临床常见症状，也是一类多发性疾病，这类疾病又常常属于疑难病，病因复杂多样，眩晕性疾病的诊疗涉及耳鼻咽喉科、神经内科、急诊科、老年病科、眼科、骨科等多个学科专业，眩晕患者往往难以得到专业化和规范化的诊疗，所患眩晕疾病不易获得明确的诊断，也常常得不到及时、精准的治疗，而常发生误诊误治，也因此给患者带来巨大的负担。

　　前庭系统，包括中枢前庭系统和外周前庭系统，与视觉系统和本体感觉系统共同维系了机体的平衡功能，当这些系统的结构和功能出现异常时，则可能出现眩晕、头晕、失衡等平衡功能障碍症状。眩晕通常可分为前庭性眩晕和非前庭性眩晕，前庭性眩晕又可按其病变部位分为外周性眩晕和中枢性眩晕。眩晕疾病中以外周性眩晕居多，其预后通常较好；中枢性眩晕虽不及外周性眩晕常见，但一些中枢性眩晕疾病可因早期临床表现不典型而不易被辨识，如一些后循环卒中患者可能表现有所谓的"孤立性眩晕"症状，一些脑肿瘤患者也可仅以位置性眩晕症状为主诉，因而容易被误诊为常见的外周性眩晕疾病，而这些中枢性眩晕疾病的误诊、误治可能带来严重的后果。非前庭性眩晕疾病虽较少见，但这类眩晕疾病临床上容易被忽视而常常未能得到及时、有效的诊疗。此外，同一患者有时可出现多种眩晕性疾病并存的情况，这不仅增加了诊疗难度，也使某些眩晕疾病容易被漏诊或误诊。

　　病例报告为一种重要的医学文献表现形式。通过一些少见的或疑难性及非典型眩晕病例的报告，有助于我们深入认识某些眩晕性疾病，提高我们对眩晕疾病的诊疗水平。在医学实践过程中，我们对许多疾病的认识始于病例报告，如法国医生 Prosper Ménière 在 1861 年所报告和描述的梅尼埃病（Ménière's disease），使人们此后对这种疾病有了新的认识和逐步深入的了解，也大大提高了对该病的诊疗水平。因此，解放军总医院第三医学中心眩晕病研究所组织有关专家编写了《解放军总医院第三医学中心眩晕病病例精解》，该书收入了 35 个眩晕病病例，系临床较为少见的、较疑难的有特点的病例，希望读者能从这些病例报告中有所借鉴，获得一些裨益。

　　本书编写过程中可能存在一些疏漏，不当或不足之处，恳请读者批评指正。

2019 年 6 月 1 日

目　录

其他眩晕性疾病

外周性眩晕疾病

001 腹腔镜下胆囊切除术后继发良性阵发性位置性眩晕1例

病历摘要

患者，男，51岁。主诉：腹腔镜下胆囊切除术后5天，眩晕反复发作1天。现病史：患者因右上腹痛反复发作1年余被诊断为胆结石与胆囊炎，2015年5月26日于肝胆外科住院接受全麻腹腔镜下胆囊切除术，手术持续75分钟，手术及术后恢复过程均较顺利，术后第4天出院。但在出院后次日，患者在卧床躺下时突发眩晕，

笔记

伴明显的旋转感，眩晕持续时间不长，约十秒，除伴有恶心症状外，无其他特殊症状，后又多次出现类似眩晕发作。既往史：无耳疾史，无高血压、冠心病、糖尿病病史。患者遂就诊于耳鼻喉科门诊。查体：无神经科体征，耳科一般检查无异常发现，无自发性眼震。初步考虑患者系患良性阵发性位置性眩晕（benign paroxysmal positional vertigo，BPPV）。患者通过 SRM－Ⅳ型 BPPV 诊疗系统进行仪器辅助位置试验：右侧 Dix－Hallpike 试验阳性，患者由坐位（图 1A）变为悬头卧位（图 1B）后，表现有典型的垂直扭转性眼震，其眼震垂直成分向上（额侧），同时眼球上极呈向地性扭转，眼震潜伏期 4 秒，持续时间 8 秒；滚转试验阴性。患者被诊断为右后半规管 BPPV 管石症。随后通过 BPPV 诊疗系统采用 Epley 复位法对患者进行耳石复位治疗。次日患者仍表现有发作性眩晕症状，但主要在床上翻身时发生。再次予以位置试验，双侧 Dix－Hallpike 试验均呈阴性，而滚转试验呈阳性，表现为向地性变向性水平性眼震，即患者由正中位（图 1D）向右（图 1C）滚转时出现右向眼震，而由正中位向左（图 1E）滚转时出现左向眼震。左侧滚转试验眼震潜伏期 4 秒，持续时间 12 秒，最大慢相速度每秒 8.3°；右侧滚转试验眼震潜伏期 4 秒，持续时间 20 秒，最大慢相速度每秒 20.8°，患者遂被诊断为右水平半规管 BPPV 管石症，认为可能系第 1 次耳石复位治疗后发生"耳石移位"的结果。患者通过 BPPV 诊疗系统采用 Barbecue 复位法予以耳石复位治疗，5 天后，患者仍有类似的位置性眩晕发作且滚转试验仍呈阳性，而再次接受复位治疗，仍采用 Barbecue 复位法。此后，患者眩晕症状完全缓解，滚转试验亦转为阴性，BPPV 获得治愈。随访 1 年 6 个月，患者未出现 BPPV 复发。

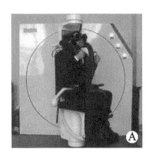
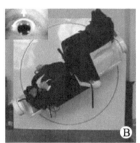
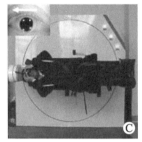
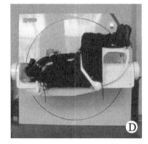
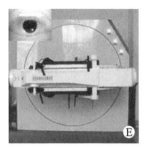

图 1　仪器辅助诊断试验示意图

病例分析

　　患者系中年男性，因胆结石胆囊炎而接受全麻腹腔镜下胆囊切除术，术后第 5 天出现头位变化诱发性眩晕反复发作。患者具有 BPPV 典型症状，右侧 Dix - Hallpike 试验阳性，其他位置试验阴性，故初诊为右后半规管 BPPV 管石症。随即给予仪器辅助 Epley 复位治疗，但治疗后患者仍表现有眩晕发作，且与之前眩晕发作特点有所不同。经再次评价，双侧 Dix - Hallpike 试验均为阴性，而滚转试验呈阳性，依据眼震特点被诊断为右水平半规管 BPPV 管石症。此时，Dix - Hallpike 试验转为阴性，说明先前的右后半规管 BPPV 管石症已获治愈。因先前的 BPPV 并未累及水平半规管，故此次右水平半规管 BPPV 管石症可能为此前进行耳石复位治疗时发生"耳石移位"的结果。该病例因"耳石移位"所产生的新型BPPV经 2 次相应的复位治疗后获得治愈。"耳石移位"是 BPPV 诊疗过程中的一种并发症，发生率为 3%～6%，医生需对此现象有所认识并能给予恰当的诊疗。本病例系全麻腹腔镜下胆囊切除术后继发性 BPPV，临床十分罕见，至今尚未见有报告。该患者的 BPPV 并非在术后随即发生，而是在术后第 5 天方出现，患者除患有胆结石胆囊炎 1 年余的病史外，无其他伴发疾病，手术属于微创手术，且手术时间不长，出血也不多，手术过程及术后恢复过程均较顺利，因此其 BPPV 发生原因及机制并不明确。该患者经随访 1 年 6个月未再发生 BPPV，预后亦较好。

病例点评

BPPV 为一种常见的外周性前庭疾病，也是眩晕发生最常见的原因，可占到眩晕病例的 30% 以上。该病以特定头位变化所诱发的短暂发作性眩晕和特征性眼震为其表现特征。BPPV 的病因及发生机制目前还不清楚。多数病例发生原因不明，被称为原发性或特发性 BPPV，部分病例存在有明确的或可能的致病原因，被称为继发性 BPPV，其中以头部创伤所导致的 BPPV 最为常见，手术亦可视作一种"创伤"而导致或诱发 BPPV。一般认为，在一些内外因素作用下，可使内耳前庭椭圆囊斑耳石发生脱落并进入到半规管，这些耳石颗粒可于半规管内随淋巴液的流动而发生移动（管石症）或黏附在壶腹嵴上（嵴帽结石症）。当头位变化时，由于这些耳石颗粒的作用，可使前庭感受器受到刺激而诱发眩晕症状及眼震的出现。近些年来，继发于各种手术的 BPPV 时见报告，提示这种继发性 BPPV 并非是十分少见的手术并发症。因一些临床医生对其缺少

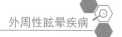

足够的认识，使之未能得到及时有效的诊治，故需引起临床医生的注意，并能对其采取适当的处理。

术后继发性 BPPV 的发生与手术部位、术中操作技术及患者体（头）位等因素具有密切的关系。这类病例多发生于与前庭器官相邻近部位的手术，其中以内耳及中耳手术较多见，也可继发于耳部以外其他颅面部手术如牙颌手术等。BPPV 还可罕见地继发于非颅面部手术，如心脏、腹部手术甚至腹腔镜下微创手术。术后继发性 BPPV 不具有明显的年龄、性别分布特点，其年龄、性别分布可能与手术人群有关。术后继发性 BPPV 所累及的半规管及侧别与手术部位、方式、操作技术及患者术中体位等因素有关。

术后继发性 BPPV 的发生机制还不十分清楚，可能包括以下几种机制。①直接损伤：多见于耳部手术，因对前庭椭圆囊斑的损伤而导致耳石脱落。②外力作用：某些手术操作技术也是导致 BPPV 发生的一个重要因素。在涉及颞骨、颌骨及其他颅骨的耳部、牙颌及其他颅面手术中，常用到锤、凿、锯、钻等器械，对邻近前庭器官的骨性结构进行敲凿、磨削等操作，所产生的震动作用尤其是敲击力可能会导致椭圆囊斑耳石发生脱落，脱落的耳石进入到半规管则可导致术后 BPPV 的发生。③手术体位的影响：患者术中所采取的体位可能也是术后发生 BPPV 的影响因素之一。有些手术，患者术中需较长时间地保持某种手术体位，这可能为脱落的耳石进入到半规管提供了机会，使 BPPV 发生的风险增加。④内耳血供障碍：内耳缺血也是 BPPV 发生的可能原因之一。一些手术由于手术本身或麻醉需求，术中常采用控制性低血压技术，可使内耳出现短期的低血压、低灌注，而致内耳缺血，这可能也与其术后继发性 BPPV 的发生有关。

依据其典型症状和特异性诊断试验及相应的手术史，术后继发性 BPPV 的诊断并不十分困难。尽管 BPPV 具有自限性，部分患者可自愈，预后良好，但有些患者因 BPPV 持续存在而严重影响其功能、活动及生活质量，因此对其及时治疗具有积极意义。手法或仪器辅助复位治疗为有效治疗手段，也是首选治疗方法，并具有良好的治疗效果。但在术后早期，由于患者身体活动受限而难以接受诊断性试验和复位治疗操作，这给术后继发性 BPPV 的诊断和复位治疗带来一定的困难。如患者因身体活动受限，短期内不便接受复位治疗，也可选择观察随访，待其自愈或日后身体条件许可时再行复位治疗。仪器辅助诊断试验和复位治疗为此类患者的及时诊疗提供了可能，通常可获得较好的诊疗效果，且预后良好。

参考文献

1. Shan X，Wang A，Wang E. Benign paroxysmal positional vertigo secondary to laparoscopic surgery. SAGE Open Med Case Rep，2017，5：1－4.

2. Wang A，Wang E. Benign paroxysmal positional vertigo due to spinal surgery：a case report. J Ear Nose Throat Disord，2016，1：1005.

3. 王恩彤，单希征，谭祖林. 良性阵发性位置性眩晕：一种并非少见的手术并发症. 中华耳鼻咽喉头颈外科杂志，2015，50（9）：787－789.

4. 王恩彤. 良性阵发性位置性眩晕及其诊疗策略. 北京医学，2017，39（8）：760－763.

笔记

002 Hunt 综合征继发良性阵发性 位置性眩晕 1 例

病历摘要

    患者，女，61 岁。主诉：反复发作性眩晕 10 天。现病史：患者近 10 天来于体位变化时反复出现眩晕发作，视物旋转，站立行走不稳，伴有恶心、呕吐，无头痛及畏光、畏声症状，每次眩晕发作约持续数秒，随后自行缓解，但头位或体位改变时可再次诱发眩晕症状，在外院经头部 CT 检查未见明显异常，给予扩血管药及甲磺酸倍他司汀片（敏使朗）、盐酸氟桂利嗪胶囊（西比灵）等药物治疗，其眩晕发作频率有所下降，遂入院进一步诊疗。既往史：患者入院前 2 个月曾以右耳带状疱疹在外院耳鼻喉科住院治疗，住院期间出现眩晕，行走不稳，右耳听力下降。后转至我院针灸科治疗，住院期间出现右侧口角歪斜，被诊断为 Hunt 综合征，给予阿昔洛韦、地巴唑、泼尼松、维生素 B_1、甲钴胺等抗病毒药、糖皮质激素、神经营养药与改善微循环药物治疗，眩晕症状迁延 1 月余后渐缓解，2 个月后面瘫恢复，但听力未获完全恢复。患者 10 年前曾发生左耳突发性听力下降伴眩晕，诊断为梅尼埃病（Ménière's diseas），治疗后遗留左耳听力丧失，其后听力无明显改变，但未再出现眩晕，亦无耳鸣、耳闷症状。入院查体：双侧眼球活动自如，未见自发性眼震，甩头试验右侧阳性，Fukuda 试验向右转，

笔记

Romberg 征阴性，Romberg 加强试验表现不稳，倾倒方向不定，右侧 Dix‑Hallpike 试验阳性，可诱发垂直旋转性眼震，即眼震垂直向上伴眼球上极逆时针方向旋转，左侧 Dix‑Hallpike 试验及滚转试验阴性。入院后检查：磁共振平扫显示双侧基底节及半卵圆中心区、双侧额叶多发腔隙性脑梗死及缺血灶，深部脑白质缺血；颅脑增强扫描未见明显异常强化灶；双侧内耳水成像未见明显异常改变。纯音听阈测定：双耳高频区感音神经性耳聋，左耳听力明显下降。眼震电图温度试验示左侧半规管轻瘫（CP = 58.3%）。基于患者近 10 天来反复出现发作性眩晕且右侧 Dix‑Hallpike 试验阳性，遂被诊断为右后半规管良性阵发性位置性眩晕（benign paroxysmal positional vertigo，BPPV），采用 Epley 复位法予以手法复位治疗，复位治疗后患者眩晕症状有明显缓解，住院 7 天后患者未再发生眩晕，双侧 Dix‑Hallpike 与滚转试验均为阴性，但患者在过快活动或转身时仍有头晕感或不稳感，甩头试验右侧阳性，Fukuda 试验向右转，Romberg 征阴性，Romberg 加强试验不稳，倾倒方向不定。考虑患者运动耐受性差的表现系前庭神经被疱疹病毒感染后遗留功能障碍和前庭功能代偿不充分所致，嘱患者出院后继续进行家庭前庭康复训练。患者出院 6 周后随访，眩晕症状消失，行走稳健，但听力无改变，偶有耳鸣症状。

病例分析

患者诉近 10 天来反复出现头位变化诱发性眩晕，其症状符合阵发性位置性眩晕的特点，且右侧 Dix‑Hallpike 试验阳性，而被诊断为右后半规管 BPPV，采用 Epley 法复位治疗后患者的眩晕症状有明显缓解，后未再出现眩晕症状，住院治疗 7 天后复查，双侧

Dix – Hallpike 试验与滚转试验均呈阴性，患者良好的复位治疗反应亦支持 BPPV 的诊断。患者 2 个月前曾有耳带状疱疹病毒感染及 Hunt 综合征病史并伴有迁延月余的眩晕症状，考虑是疱疹病毒感染累及右侧前庭神经及迷路之故，所遗前庭功能障碍予以前庭功能康复锻炼治疗；患者的右耳听力下降则考虑系病毒同时累及右侧蜗神经的结果。患者的左侧听力明显下降则可能为患者 10 年前左耳突发性听力减退的后遗症状，但考虑到患者 10 年前其突发性听力减退并无波动性改变，其眩晕也未呈现反复发作的特点，认为当初所患疾病也可能系"突发性聋伴眩晕"而非"梅尼埃病"，温度试验所显示的左侧半规管轻瘫则可能为其后遗病变所致。患者此次 BPPV 愈后出院时仍遗留运动耐受性差及一定的平衡功能障碍症状，考虑系疱疹病毒感染致前庭神经炎后其前庭功能代偿尚不充分的结果，嘱患者出院后继续前庭康复训练。患者出院后 6 周对其随访结果显示，患者的平衡功能障碍症状已基本消失。

病例点评

该病例表现有典型的位置性眩晕症状，且一侧 Dix – Hallpike 试验阳性，在排除中枢性位置性眩晕后被诊断为右侧后半规管 BPPV。按当前 BPPV 诊断标准，完整的 BPPV 诊断尚应包括其病理生理学发生机制，该患者其头位诱发性眩晕症状持续时间仅为数秒。由此来看，其 BPPV 应属耳石症型。经复位治疗患者眩晕症状缓解，Dix – Hallpike 试验转为阴性，说明患者的 BPPV 诊断及复位治疗恰当。多数 BPPV 病例病因不明，称为特发性或原发性 BPPV，部分 BPPV 病例具有明确的或可能的病因，称为继发性 BPPV，其中一些 BPPV 病例可继发于梅尼埃病、前庭神经炎、突发性聋等内耳前庭

笔记

疾病，但继发于 Hunt 综合征者相对少见。Hunt 综合征又称膝状神经节炎，1907 年由 Ramsay Hunt 首先报告了因面神经膝状神经节疱疹病毒感染而引起的一组特殊症状的病例，后被称为 Hunt 综合征或耳带状疱疹。临床上可依据该综合征的临床表现将其分为三型：Ⅰ型，仅表现有耳部疱疹及耳痛症状；Ⅱ型，除耳部疱疹外，因侵犯面神经而表现有周围性面瘫；Ⅲ型，除耳部疱疹、周围性面瘫症状外，可累及听神经而引起感音神经性听力减退、耳鸣、听觉过敏等听觉症状，也可累及前庭神经及迷路而引起前庭功能障碍症状，可表现有发作性眩晕，亦可表现为平衡障碍或走路不稳，部分患者其前庭症状可早于面瘫症状的出现。该病例患者所患 Hunt 综合征即属Ⅲ型，其后因前庭迷路的病毒感染及炎症损伤导致椭圆囊耳石脱落而继发 BPPV。因此，对于 Hunt 综合征表现有眩晕尤其是位置性眩晕症状的患者，应注意对继发性 BPPV 的识别和治疗。一些 Hunt 综合征患者预后较差，可因病毒对面神经和位听神经的损伤而遗留面瘫、听力减退和平衡功能障碍症状，其继发性 BPPV 经复位治疗容易得到治愈，但平衡障碍症状则多需要一段时间的前庭康复锻炼。耳带状疱疹所致眩晕，除急性期治疗外，恢复期的前庭康复锻炼同样重要。此外，该病例患者除此次患病所致右耳听力减退外，10 年前已因左耳突发性听力减退后遗留重度耳聋，如患者听力障碍影响到其日常生活能力，则应考虑患者的听力康复问题，如可考虑试配助听器。

参考文献

1. Martin‑Sanz E, Rueda A, Esteban‑Sanchez J, et al. Vestibular restoration and adaptation in vestibular neuritis and Ramsay Hunt syndrome with vertigo. Otol Neurotol, 2017, 38 (7): e203 – e208.

2. von Brevern M, Bertholon P, Brandt T, et al. Benign paroxysmal positional vertigo: Diagnostic criteria. J Vestib Res, 2015, 25 (3 – 4): 105 – 117.

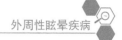

003 多发性硬化合并良性阵发性位置性眩晕1例

病历摘要

患者，女，54 岁。主诉：反复眩晕发作、四肢无力 3 个月。现病史：患者 3 个月前开始无明显原因出现反复眩晕发作，视物旋转，伴有恶心、呕吐，眩晕发作多与体位改变有关，常在起床或卧床时，以及在床上左右翻身时出现眩晕，每次眩晕发作时间短暂，多不超过 1 分钟。同时，近 3 个月来，患者感觉四肢无力，且逐渐加重。曾在山西某医院诊治，头颅核磁共振成像（magnetic resonance imaging，MRI）检查报告"额顶叶皮层下及白质多发缺血灶"，临床诊断为"脑梗死"，并给予改善脑血液循环药物治疗，但临床症状无明显好转，遂来京就医。曾在北京某医院诊断为"良性阵发性位置性眩晕"，并予以手法复位治疗，眩晕症状稍有好转但效果不显著。随后来我科眩晕门诊就诊。查体：一般查体及神经科查体无明显异常。耳科查体：外耳道与鼓膜无异常。变位试验：采用 SRM – IV 型前庭功能诊断治疗系统进行变位试验，左侧 Dix – Hallpike 试验阳性，右侧试验阴性，两侧滚转试验均为阴性。诊断为"左后半规管良性阵发性位置性眩晕"。通过 SRM – IV 型前庭功能诊断治疗系统采用左后半规管 360° 滚转复位法对患者进行复位治疗，经 3 次复位治疗，患者眩晕症状好转，复查变位试验，双侧

Dix–Hallpike 试验和滚转试验均呈阴性，但患者仍持续存在头昏、四肢乏力等症状。神经内科会诊，建议行头颅 MRI 检查以排除中枢性病变。头颅 MRI 示侧脑室旁垂直于侧脑室可见多发散在椭圆形斑块，见图 2 箭头所指，初步诊断为脱髓鞘病（多发性硬化），并进一步检查。腰穿脑脊液生化检查：IgG – 24 含量增高；双上肢体感诱发电位检测：N20 潜伏期延长。患者遂被确诊为脱髓鞘病，予以甲基泼尼松龙冲击疗法，经系统治疗后，症状好转出院。

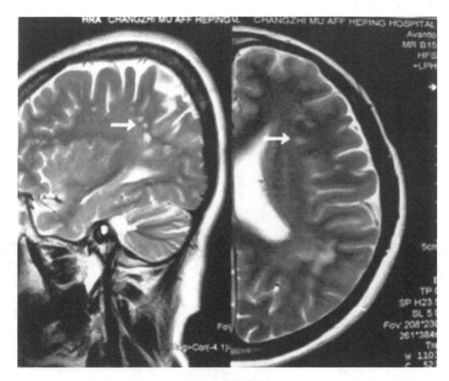

图 2　头颅 MRI

病例分析

该病例患者为中年男性，诉 3 个月来反复眩晕发作并感四肢无力，其眩晕发作伴视物旋转及恶心、呕吐，眩晕发作多与体位改变有关，常在起床或卧床时，以及在床上左右翻身时出现眩晕，每次眩晕发作时间短暂，多不超过 1 分钟。患者曾在多家医院诊治，某医院经头颅 MRI 检查发现"额顶叶皮层下及白质多发缺血灶"，患者被诊断为"脑梗死"，并给予改善脑血液循环药物治疗，但临床症状无明显好转。在另一家医院被诊断为"良性阵发性位置性眩晕"，给以手法复位治疗，眩晕症状稍有好转但效果不明显。我科眩晕门诊接诊后一般查体及神经科查体并未发现明显异常体征。变位试验显示，左侧 Dix – Hallpike 试验阳性，右侧试验阴性，两侧滚转试验均为阴性，患者遂被诊断为"左后半规管良性阵发性位置性眩晕"。通过 SRM – Ⅳ 型前庭功能诊断治疗系统采用左后半规管360°滚转复位法对患者进行 3 次复位治疗后，其眩晕症状好转，复查双侧 Dix – Hallpike 试验和滚转试验也均转为阴性，但患者仍持续存在头昏、四肢乏力等症状。患者无心脑血管病高危因素，亦缺少脑梗死典型症状与体征，脑梗死诊断依据不足。经神经内科会诊及头颅 MRI 检查，发现患者侧脑室旁垂直于侧脑室可见多发散在椭圆形斑块，考虑患者有"脱髓鞘病（多发性硬化）"，经进一步检查，腰穿脑脊液生化检查示 IgG – 24 含量异常增高，提示脑组织存在病理性免疫反应；双上肢体感诱发电位检测表现 N20 潜伏期延长。依据 McDonald 多发性硬化的诊断标准，患者最终被诊断为"脱髓鞘病（多发性硬化）"。经甲基泼尼松龙冲击疗法及系统治疗，患者的头晕、四肢无力症状好转，其症状得到控制后出院，予以随访观察。

病例点评

临床以眩晕为首发症状或主要表现的疾病种类繁多，尤其以神经内科、耳鼻喉科居多，其中前庭性眩晕中又以良性阵发性位置性眩晕最常见，约占眩晕病例的30%。通过变位试验良性阵发性位置性眩晕容易诊断，该病首选复位治疗，复位治疗也是良性阵发性位置性眩晕最有效的治疗方法，可手法复位或仪器辅助复位治疗，一般经1~2次复位治疗即可获得治愈。该患者良性阵发性位置性眩晕诊断明确，治疗及时有效，但患者在良性阵发性位置性眩晕治愈后仍有头昏、四肢乏力等症状，提示患者可能患有其他病况，经进一步检查诊断，发现其同时患有"脱髓鞘病（多发性硬化）"，确诊后患者得到相应的治疗。有文献报告提示，多发性硬化的眩晕发作也可由并发的良性阵发性位置性眩晕所致。

脱髓鞘病是一组病因尚不完全清楚的疾病，病变主要发生在神经髓鞘，而神经细胞本身变化很少。急性期病理改变为脱髓鞘、髓鞘肿胀、破裂及组织的炎症。其病理学特征为神经纤维髓鞘的破坏，并伴有神经细胞和轴突的相对减少。发病机制被认为是由于神经系统中病理性免疫应答所致，其中最常见的原发性脱髓鞘病是多发性硬化（multiple sclerosis，MS），其发病机制不明，可能与病毒感染、自身免疫反应异常、遗传、环境、社会经济等多种因素有关。目前认为该病系一种慢性免疫介导性中枢神经系统疾病。多发性硬化好发于10~50岁人群，女性多于男性，病变可累及大脑半球、视神经、脊髓、脑干和小脑等多个部位，依据病灶部位不同，产生相应的临床症状。前庭神经核及第Ⅷ对颅神经神经根为常见脱髓鞘病变发生部位，在多发性硬化患者身上这些病变可诱发眩晕症状。国外文献报道，68%的MS患者是以肢体无力为首发症状，43%是以感觉障碍为首发症状，33%是以视觉障碍为首发症状，20%的MS患者表现有眩晕。辅助检查为脑脊液细胞学及生化检查，脑电图及影像学检查。脑脊液生化检查往往有细胞数和蛋白增高，

IgG 增高，活动期有髓鞘素碱性蛋白增高；脑电图可见异常减慢，诱发电位可显示有关传导通路的临床及潜在病灶；影像学检查 MRI 可见多发散在斑块，可发生在脑白质任何部位、脑干及小脑，脑室周围病变较常见，斑块常呈椭圆形，常垂直于侧脑室长轴。脱髓鞘病以激素治疗为主，此外还有降颅压、支持疗法、发作期对症治疗、理疗康复治疗、社会心理治疗等，由于当前治疗学的进步，一般患者可存活 30 年以上。我们所呈现的病例提示，在眩晕疾病诊治过程中一定要细致全面，当患者的临床表现无法以单一眩晕疾病解释时，应考虑是否存在其他眩晕病因之可能。

参考文献

1. Eskandarieh S，Heydarpour P，Minagar A，et al. Multiple Sclerosis Epidemiology in East Asia，South East Asia and South Asia：A Systematic Review. Neuroepidemiology，2016，46（3）：209 – 221.

2. Perry M，Swain S，Kemmis – Betty S，et al. Multiple sclerosis：summary of NICE guidance. BMJ，2014，349：g5701.

004. 梅尼埃病与前庭性偏头痛共存 1 例

病历摘要

患者，女，60 岁。主诉：左耳反复听力下降 3 年，发作性眩晕 1 年。现病史：3 年前患者无明显诱因突然出现左耳听力下降，当时不伴有耳鸣、耳闷及眩晕等症状，在当地医院就诊被诊断为突发性耳聋，予以药物治疗3周，左耳听力下降完全恢复正常。2年前无明显诱因再次出现左耳听力减退伴耳鸣，在当地医院仍被诊断为突发性耳聋并予以治疗，其耳鸣、听力下降无缓解，此后患者左耳听力逐渐减退。1年前患者突发眩晕症状，伴恶心、呕吐、畏光、畏声，且伴有左耳鸣加重及耳闷胀感，并表现有头痛、头胀症状，上述症状持续数小时，经对症治疗后缓解。此后类似症状反复发作，有时在症状发作前有眼前闪光感。近1个月来，患者眩晕发作频繁，平均每周发作2次，故住院以接受进一步检诊治疗。既往史及家族史：患者长期睡眠障碍，无高血压、糖尿病、高脂血症病史，无晕车史和偏头痛史；家庭成员中无头痛、眩晕病史。查体：全身及神经系统查体无异常发现。耳科查体：外耳道与鼓膜正常。纯音测听：左耳平均听阈56dBHL，右耳平均听阈23dBHL。声导抗：双耳鼓室图均为A型曲线；镫骨肌声反射右耳同侧各频率均可引出，左耳同侧各频率均未引出。耳蜗电图：左侧 − SP/AP = 0.45。听性脑干诱发电位（auditury brainstem response，ABR）：双侧Ⅰ~Ⅴ波间期正常。前庭功能检查：位置试验阴性；冷热试验，CP(R) = 10%，双侧水平半规管功能正常；摇头眼震见右向水平性眼震，眼震慢相速度为5°/s；颈源性前庭诱发肌源性电位检测：不对称比0.38。血液学检查：免疫功能与甲状腺功能均正常。头颅MRI：未见异常。患者住院期间有两次眩晕发作，一次眩晕发作伴随耳鸣加重、耳闷、听力下降，纯音测听记录到听力波动性改变；另一次眩晕发作伴随头痛，发作前有眼前闪光感。两次眩晕发作均观察到自发性眼震，眼震符合亚历山大定律，但是眼震方向相反。结合患者病史和辅助检查诊断为梅尼埃病与前庭性偏头痛共存，分别针对梅尼埃病和前庭性偏头痛给予相应的药物及其他保守治疗，患者眩晕、头痛等症状得到控制。

病例分析

  该病例患者为中老年女性，其病史中无明显血管病危险因素存在，反复听力下降与眩晕发作先后出现。部分眩晕发作伴随耳部症状，有明确听力下降；部分眩晕发作伴随头痛、头胀、眼胀，发作前有视觉先兆；发作期眼震方向出现改变。这两种眩晕发作形式需要用两种疾病共存现象来解释。梅尼埃病是一种特发性内耳疾病，该病主要的病理改变为膜迷路积水，临床表现为反复发作的旋转性眩晕、波动性听力下降、耳鸣和耳闷胀感。梅尼埃病的病因仍不明确，目前已知的病因包括以下因素：各种感染因素（细菌、病毒等）、损伤（包括机械性损伤或声损伤）、耳硬化症、梅毒、遗传因素、过敏、肿瘤、白血病及自身免疫性疾病等。2015 年 Barany 学会制定的《梅尼埃病诊断标准》中，将梅尼埃病分为"确定性梅尼埃病"和"可能性梅尼埃病"。确定性梅尼埃病诊断标准如下：①出现≥2 次自发性、发作性眩晕，每次眩晕发作持续时间在 20 分钟至 12 小时；②纯音测听示听力减退，符合低、中频感音神经性听力损失特点，具有反复波动性；③患侧耳伴有波动性听觉症状，包括听力减退、耳鸣或耳闷胀感；④排除其他前庭疾病。此患者符合确定性梅尼埃病诊断标准。前庭性偏头痛诊断标准如下：①出现≥5 次眩晕发作，持续时间在 5 分钟至 72 小时；②有或无先兆偏头痛病史［按照国际头痛疾病分类（ICHD）诊断标准］；③至少有 50% 的前庭症状和 1 个或多个偏头痛特点，如头痛为一侧，搏动性，中、重度发作，或畏声、畏光，或视觉先兆；④不符合其他前庭疾病或偏头痛标准。可能性前庭性偏头痛诊断标准：①出现≥5次眩晕发作，持续时间在5分钟至72小时；②符合前庭性偏头痛诊断标准中的②或③；③不符合其他前庭疾病或头痛标准。此患者虽然无偏头痛病史，但是有头痛及畏光、畏声、视觉先兆，符合可能性前庭性偏头痛的诊断。目前，梅尼埃病依据其症状及程度采取分期治疗，以药物等保守治疗为主，多数病例其眩晕等症状可得到较好的控制，少数难治性病例考虑选择手术治疗。前庭性偏头痛则主要采用药物等保守治疗，其眩晕、头痛症状亦可得到有效的控制。

病例点评

梅尼埃病典型症状包括发作性眩晕、波动性感音神经性听力减退、耳鸣及耳闷胀感四联征，但一般只有50%的患者最初同时表现为眩晕和听力下降，19%的患者仅表现为眩晕，26%的患者仅表现为耳聋。一般认为，发病后3~5年应该出现典型的四联征。1995版美国耳鼻咽喉头颈外科制定的《梅尼埃病诊疗指南》中纳入0.5kHz、1kHz、2kHz和3kHz四个频率，平均听阈较对侧提高20dBHL即可诊断。2015版《梅尼埃病诊断标准》则强调低频听力损失的程度，单侧病变者定义为低于2kHz两个连续频率较对侧提高至少30dBHL；双侧病变者则定义为低于2kHz两个连续频率提高35dBHL以上。新版梅尼埃病标准中，对听力损失的程度做了更加严格的限制，对鉴别梅尼埃病还是前庭性偏头痛非常有意义。前庭性偏头痛与梅尼埃病的病理生理关系还不清楚，在发病的1年内，区分两者很困难，因为早期梅尼埃病可能只以单一的前庭症状为表现。当满足梅尼埃病的诊断标准后，特别是听力测试证实有听力损失，即使发作时有偏头痛性症状，仍应诊断为梅尼埃病。只有患者

笔记

具有两种不同类型的发作，一种符合前庭性偏头痛标准，一种符合梅尼埃病标准，才需要诊断为两种疾病。将来的 ICHD 版本可能会包括前庭性偏头痛和梅尼埃病共存综合征。该病例有两个特征：①梅尼埃病四联征非同时出现；②两种眩晕发作形式符合梅尼埃病与前庭性偏头痛共存。临床中需对此类病例有所认识与辨别。治疗上可分别针对梅尼埃病与前庭性偏头痛采用相应的药物及保守治疗。

参考文献

1. Lopez – Escamez JA, Dlugaiczyk J, Jacobs J, et al. Accompanying Symptoms Overlap during Attacks in Menière's Disease and Vestibular Migraine. Front Neurol, 2014, 5：265.

2. Murofushi T, Tsubota M, Kitao K, et al. Simultaneous Presentation of Definite Vestibular Migraine and Definite Ménière's Disease：Overlapping Syndrome of Two Diseases. Front Neurol, 2018, 9：749.

3. Pyykkö I, Manchaiah V, Färkkilä M, et al. Association between Ménière's disease and vestibular migraine. Auris Nasus Larynx, 2019, 46 (5)：724 – 733.

4. Shin CH, Kim Y, Yoo MH, et al. Management of Ménière's Disease：How Does the Coexistence of Vestibular Migraine Affect Outcomes? Otol Neurotol, 2019, 40 (5)：666 – 673.

5. Zhu RT, Van Rompaey V, Ward BK, et al. The Interrelations Between Different Causes of Dizziness：A Conceptual Framework for Understanding Vestibular Disorders. Ann Otol Rhinol Laryngol, 2019, 128 (9)：869 – 878.

笔记

005　以反复性突发性聋为主要表现的梅尼埃病 1 例

病历摘要

　　患者，男，65 岁。主诉：右耳反复听力下降 8 个月。现病史：患者 8 个月前因游泳后突然出现右耳听力下降而首次就诊于我院，伴有耳闷胀感、耳鸣症状，其耳鸣呈嗡鸣声，持续存在，噪声环境中明显，安静环境下稍减轻，未诉有眩晕发作。当时查体：双侧外耳道与鼓膜正常。纯音测听：右耳全频程中度感音神经性听力减退，平均纯音听阈 52.5dBHL，左耳听力基本正常，平均纯音听阈 25dBHL。门诊以"突发性聋（右）"收入院。入院后内听道 MRI 检查未见明显异常，除外听神经瘤后，予以甲强龙及银杏叶提取物输液治疗，患者右耳鸣及耳闷症状基本缓解，右耳听力较前改善。复查纯音测听：右耳平均纯音听阈恢复至 37.5dBHL，遂出院。2 个月后患者饮酒后再次出现右耳听力明显下降，伴间断高调耳鸣及耳闷堵感，仍无眩晕发作，再次就诊于我院门诊。纯音测听：右耳平均纯音听阈 52.5dBHL。患者仍以"突发性聋"入院治疗。因患者系发病后约 1 个月后方来院就诊，考虑传统治疗效果可能欠佳，遂行右侧鼓膜切开置管术 + 鼓室内注射地塞米松治疗（地塞米松每次注射 5mg，隔 3 日注射 1 次，共 4 次）。经上述治疗后，患者右耳鸣及耳闷症状缓解，复查纯音测听：右耳纯音听阈 47.5dBHL，患者

笔记

好转出院。此后 5 个月间患者反复出现右耳听力下降，发作时伴有右耳鸣，多伴右耳闷胀感，多次于门诊就诊，发作期予以鼓室内注射地塞米松后症状可改善。末次就诊时追问患者病史，患者称每次听力下降发作时均伴有眩晕发作，曾出现视物旋转感，多感轻度恶心，但未发生呕吐，亦常伴有站立不稳及行走踩棉花感，持续数小时可自行缓解。门诊遂以"梅尼埃病（右）"收入院。入院后耳蜗电图检查：－SP/AP 比值 =0.84。于全麻下行右侧内淋巴囊减压术 + 右侧后鼓室开放 + 地塞米松注射术。术后 1 周复查纯音测听：右耳平均纯音听阈 43.8dBHL。术后随访 14 个月，患者未再出现眩晕发作，右耳听力无进一步下降。

病例分析

梅尼埃病是常见的耳源性眩晕疾病，其发病时的典型特征表现症状包括发作性眩晕、波动性听力下降、耳鸣和（或）耳闷胀感。中华医学会 2017 年发布的《梅尼埃病诊断和治疗指南》，其中梅尼埃病的诊断标准如下：①≥2 次眩晕发作，每次持续 20 分钟至 12 小时；②病程中至少有一次听力学检查证实患耳有低到中频的感音神经性听力下降；③患耳有波动性听力下降、耳鸣和（或）耳闷胀感；④排除其他疾病引起的眩晕。可能性梅尼埃病的诊断标准为：①≥2 次眩晕发作，每次持续 20 分钟至 24 小时；②患耳有波动性听力下降、耳鸣和（或）耳闷胀感；③排除其他疾病引起的眩晕。在梅尼埃病早期，由于病变累及部位不同，可导致梅尼埃病临床表现症状不典型，即仅表现有耳蜗症状或前庭症状。美国耳鼻咽喉头颈外科学会曾在 1972 年梅尼埃病指南中提出"耳蜗型梅尼埃病"与"前庭型梅尼埃病"的概念。耳蜗型梅尼埃病即指以耳蜗症状为首发表现，表现为反复发作的感音神经性听力下降，以中低频为主，可伴有患侧耳闷堵感和耳鸣，在数月至数年后才出现眩晕症状。近年来，随着对梅尼埃病认识的深入，"耳蜗型梅尼埃病"与"前庭型梅尼埃病"被认为是梅尼埃病累及部位不同及疾病发展的不同阶段，故此概念已很少使用，但临床中如遇到反复发作的波动性感音神经性听力下降，尤其是中低频下降，需注意采集有关眩晕发作的病史，必要时可配合温度试验、前庭肌源性诱发电位、耳蜗电图等检查协助诊断。

梅尼埃病的治疗包括发作期治疗和间歇期治疗。发作期治疗的目的是控制眩晕发作，保存听力，减轻症状。常用药物包括前庭抑制药和糖皮质激素等。间歇期治疗的目的是减少、控制或预防眩晕发作，同时最大限度地保护患者现存的内耳功能，尤其是听功能。间歇期治疗包括药物治疗和手术治疗两类。梅尼埃病的药物治疗，一般包括倍他司汀、利尿药、糖皮质激素等，以及鼓室内注射糖皮质激素或庆大霉素。近年来，鼓室内注射糖皮质激素越来越受到重视。一项随访两年的随机双盲对照临床研究表明，鼓室内注射甲泼尼龙可以显著减少眩晕发作次数，其作用与鼓室内注射庆大霉素类似，而且对于内耳功能的损伤显著小于庆大霉素。梅尼埃病的手术治疗一般包括内淋巴囊手术、半规管阻塞术、前庭神经切断术、迷路切除术等。对于三期梅尼埃病患者而言，内淋巴囊手术是首选。传统的内淋巴囊手术包括内淋巴囊减压术和内淋巴囊引流术。据文献报道，内淋巴囊手术对于眩晕的控制率在 70% 左右，但是其长期疗效尚有争议。为提高手术疗效，近十余年来有部分学者将内淋巴囊手术与鼓室内注射激素相结合，在进行内淋巴囊手术的同时进行鼓室内注射激素，其长期随访结果表明，这类手术对于眩晕的控制及听力的保护效果显著

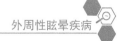

好于单纯内淋巴囊手术。

病例点评

　　梅尼埃病的临床表现多种多样，且很多早期患者并不会同时表现出典型的发作性眩晕、波动性听力下降、耳鸣和（或）耳闷胀感的"四联征"。因此，在临床工作中，如遇到反复眩晕发作，持续时间在 20 分钟至 12 小时者，或波动性听力下降，尤以中低频为主者，需要警惕梅尼埃病的可能。梅尼埃病的诊断主要依据病史，因此对于可疑梅尼埃病患者，详细的病史采集非常重要。该病例患者表现为反复发作性听力下降，多次住院治疗，但该患者眩晕症状较轻，住院医生采集病史较粗略，以至于未能得到及时正确的诊断。梅尼埃病的治疗是一项系统性治疗，其中缓解期治疗是关键。控制眩晕发作和保护内耳功能是治疗的两大目标。对于听力损失较轻的一期和二期患者可选择鼓室内激素注射治疗，对于眩晕发作频繁的二期患者或三、四期患者可选择手术治疗。该患者眩晕发作较轻，但听力损失已达三期，且患者有手术意愿，而选择手术治疗。内淋巴囊减压术同时开放后鼓室，于圆窗周围和内淋巴囊表面覆盖激素明胶海绵。临床观察显示，这种治疗方法具有良好的眩晕控制率和听力保存率，值得推广。

参考文献

1. 中华耳鼻咽喉头颈外科杂志编辑委员会，中华医学会耳鼻咽喉头颈外科学分会. 梅尼埃病诊断和治疗指南（2017）. 中华耳鼻咽喉头颈外科杂志，2017，52（3）：167-172.

2. Lopez-Escamez JA，Carey J，Chung WH，et al. Diagnostic criteria for Menière's disease. J Vestib Res，2015，25（1）：1-7.

3. Patel M, Agarwal K, Arshad Q, et al. Intratympanic methylprednisolone versus gentamicin in patients with unilateral Ménière's disease: a randomized, double – blind, comparative effectiveness trial. Lancet, 2016, 388 (10061): 2753 – 2762.

4. Wick CC, Manzoor NF, McKenna C, et al. Long – term outcomes of endolymphatic sac shunting with local steroids for Meniere's disease. Am J Otolaryngol, 2017, 38 (3): 285 – 290.

006 梅尼埃病 Tumarkin 危象 1 例

病历摘要

患者，女，66 岁。主诉：反复眩晕发作 10 余年，加重 1 个月。现病史：患者 10 余年前无明显诱因出现发作性眩晕，视物旋转，伴恶心，当时无明显听力下降及耳鸣、耳闷等症状。平卧休息 2 小时左右眩晕症状有所缓解，未给予重视及进一步治疗。此后眩晕症状反复发作，每年 1~2 次。约在三四年前出现耳鸣和左耳闷堵感症状，2 年前出现听力下降，上述耳部症状持续存在。1 个月前再次出现眩晕发作并伴倾倒，持续数秒后缓解，近 1 个月来发作 3 次，耳鸣、耳闷及听力减退症状无明显变化。曾在当地医院住院治疗，症状无明显改善，遂于 2018 年 7 月 25 日前来我院就诊。既往史：无外伤史，无自身免疫性疾病史。无梅尼埃病或偏头痛家族史。查体：身体一般情况良好，神经系统无异常体征。耳科检查：双侧外耳道清洁，鼓膜完整，标志清楚。纯音测听：双耳呈感音神经性聋，左耳听力减退程度较重，以中低频听力损失为主（图 3）。

笔记

声导抗：双耳均呈 A 型鼓室图。耳蜗电图：左耳 - SP/AP = 0.32。前庭功能检查：扫视试验正常。跟踪试验为Ⅱ型。视动试验双侧正常、对称。凝视试验无异常。自发性眼震及位置性试验阴性。摇头试验为阴性。Dix - Hallpike 试验与仰卧滚转试验均为阴性。温度试验：双耳冷、热水刺激眼震最大慢相速度分别为 1° ~ 4°/s，示双侧水平半规管功能减低。临床诊断：结合患者症状及辅助检查结果，诊断为梅尼埃病（左）伴 Tumarkin 危象。治疗：患者因保守治疗效果欠佳，为改善其眩晕症状而采用手术治疗，于 2018 年 7 月 30 日接受局麻下左侧鼓膜切开置管术及鼓室注药治疗，术中鼓室注射地塞米松注射液 5mg/ml，术后患者一般情况可，偶有眩晕症状。分别在术后第 3 天和第 7 天在耳内镜下行左侧鼓室注射甲泼尼注射液 40mg/ml，耳内无出血及感染征象，患者自觉恢复良好，眩晕症状基本缓解，次日出院。术后电话随访至今 4 个月，患者未再出现眩晕发作及 Tumarkin 危象。

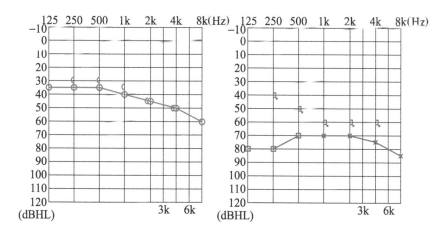

图 3　纯音测听：双耳感音神经性耳聋，以左侧程度较重

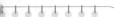

病例分析

　　该例为老年女性梅尼埃病患者，其早期症状不典型，仅表现有反复眩晕发作而无明显的听力下降及耳鸣、耳闷等症状，眩晕发作数年后方出现耳鸣、耳闷及听力减退等耳蜗症状。这可能是该患者早期未能得到及时明确诊断的主要原因，也是其未予以重视及进一步治疗的可能原因。患者近 1 个月以来因眩晕发作频繁、症状加重且伴倾倒发作而来我院就诊，依据患者病史、临床症状、检查结果及当前梅尼埃病诊断标准，该患者被诊断为梅尼埃病（左）伴Tumarkin 危象。患者右耳亦表现有轻中度感音神经性聋，其原因不明，目前不能排除双侧梅尼埃病的诊断。因患者采用保守治疗效果欠佳而入院接受鼓膜切开置管术及鼓室注射地塞米松治疗，治疗后患者眩晕症状基本缓解，术后电话随访至今 4 个月，患者未再出现眩晕发作及 Tumarkin 危象。加强对患者的随访，以观察长期治疗效果，并进一步明确是否存在双侧梅尼埃病。

病例点评

　　梅尼埃病为一种常见的外周性眩晕疾病。该病是一种原因不明的、以膜迷路积水为主要病理特征的内耳病，临床表现为发作性眩晕、波动性听力下降、耳鸣和（或）耳闷胀感，其病因和发病机制仍不十分清楚。通常认为梅尼埃病的发病是遗传和环境等多种因素参与的结果，其诱因包括劳累、精神紧张及情绪波动、睡眠障碍、不良生活事件、天气或季节变化等。梅尼埃病的发病机制主要有内淋巴管机械阻塞与内淋巴吸收障碍学说、免疫反应学说、内耳缺血

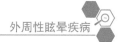
学说等。Tumarkin 危象（前庭跌倒发作），也称耳石危象，为眩晕发作时伴有突然跌倒的现象，持续数秒，只在站立位时出现，跌倒前多无征兆，多不伴有意识丧失。Tumarkin 危象为一种少见现象，通常与晚期梅尼埃病有关。

2015 年 Barany 协会发布了新的梅尼埃病诊断标准，该标准已被广泛采用，中华耳鼻咽喉头颈外科学会和欧洲耳科与神经耳科学会新近也发布了相应的梅尼埃病诊疗指南。梅尼埃病目前尚无特殊的治疗与预防方法，通常采用药物保守治疗和手术治疗。药物治疗以全身用药为主，药物治疗对眩晕的控制率较低且对听力损伤无治疗效果。近些年来，通过鼓室注射类固醇激素治疗梅尼埃病越来越受到重视，现已成为治疗梅尼埃病的重要给药途径。鼓室注射激素治疗梅尼埃病较全身给药有许多优点，药物可以避开血 – 迷路屏障直接进入内耳，达到局部较高的药物浓度，其效果优于全身给药，因仅很少量的药物扩散至血液，可避免或减少全身用药的不良反应，适用于有全身应用激素禁忌证的患者，该方法操作也相对简单，患者耐受性较好。由于梅尼埃病可能与变态反应或自身免疫失调有关，因此糖皮质激素对梅尼埃病患者具有治疗价值。目前临床应用的激素主要为地塞米松、泼尼松及甲基泼尼松龙等糖皮质激素，此类激素通过存在于内耳的糖皮质激素受体而发挥作用，其作用机制尚不完全清楚，可能包括抑制异常的免疫反应、抑制炎症介质的释放及局部炎性反应，作用于内耳水通道及离子通道而调节水平衡，参与抗氧化作用，保护神经，抑制细胞凋亡，增加耳蜗血流量，减少膜迷路积水等。前瞻性安慰剂对照随机临床试验显示，鼓室注射地塞米松后眩晕完全控制率为82%，主观性耳鸣改善率48%，听力提高率35%，耳闷胀感改善率48%，均明显高于对照组。另有研究发现，初次鼓室注射地塞米松无效的患者，重复鼓室

笔记

注射可以提高 A 级控制率在 15.7%。鼓室注射地塞米松还可有效控制迟发性膜迷路积水的眩晕发作，且对梅尼埃病晚期的跌倒发作有效。因此，对于药物保守治疗无效的梅尼埃病患者，鼓室注射糖皮质激素可以达到较好的眩晕控制率，且不良反应小，当口服药物治疗效果欠佳或因禁忌证而无法全身用药时，鼓室注射激素可作为一种替代疗法。该治疗可同时保存患者的耳蜗功能与前庭功能。

　　该病例患者早期症状不典型，未能得到及时明确的诊断，也未给予重视及进一步治疗，近来眩晕发作频繁且症状加重，并出现 Tumarkin 危象，听力减退程度亦较重，就诊后得到明确的诊断，因保守治疗效果不佳而接受手术治疗，并于术中、术后鼓室注射糖皮质激素治疗，治疗效果较好，术后随访 4 个月余未再出现眩晕及 Tumarkin 危象。其长期治疗效果仍有待观察。

参考文献

1. Frejo L, Martin－Sanz E, Teggi R, et al. Extended phenotype and clinical subgroups in unilateral Meniere disease：A cross－sectional study with cluster analysis. Clin Otolaryngol, 2017, 42 (6)：1172－1180.

2. Lopez－Escamez JA, Carey J, Chung WH, et al. Diagnostic criteria for Ménière's disease. J Vestib Res, 2015, 25 (1)：1－7.

3. Magnan J, Ozgirgin ON, Trabalzini F, et al. European position statement on diagnosis, and treatment of Meniere's Disease. J Int Adv Otol, 2018, 14 (2)：317－321.

4. Patel M, Agarwal K, Arshad Q, et al. Intratympanic methylprednisolone versus gentamicin in patients with unilateral Ménière's disease：A randomised, double－blind, comparative effectiveness trial. Lancet, 2016, 388 (10061)：2753－2762.

5. 中华耳鼻咽喉头颈外科杂志编辑委员会，中华医学会耳鼻咽喉头颈外科学分会. 梅尼埃病诊断和治疗指南（2017）. 中华耳鼻咽喉头颈外科杂志, 2017, 52 (3)：167－172.

笔记

007 免疫反应性梅尼埃病 1 例

病历摘要

患者，女，68 岁，蒙古族。主诉：季节性打喷嚏、流清涕伴耳鸣、听力减退及眩晕发作 5 年余。现病史：近 5 年来患者于每年 5 月份春暖花开时节开始出现打喷嚏、流清涕等季节性变应性鼻炎症状，且同期出现左耳鸣症状，耳鸣呈持续性，耳鸣症状出现数日后多表现有头晕和听力下降症状，头晕反复发作，每天眩晕发作持续时间 4~5 小时，头晕时不敢睁眼，伴有恶心、呕吐症状，偶有头疼症状，通常耳鸣症状越重头晕症状也越重，头晕发作后仍表现有头部昏沉感，患者的变应性鼻炎症状控制后其头晕等症状亦有所减轻。通常至 10 月底上述症状尚可缓解，但次年 5 月中旬左右又开始出现类似症状，至今已持续 5 年多的时间。纯音测听：双耳听力下降且呈逐年下降趋势，左耳听力减退程度较重，以低频听力减退为主。前庭功能检查：自发性眼震、凝视性眼震、位置性眼震均为阴性，扫视试验和跟踪试验正常，冷热试验显示左耳眼震反应强于右耳，优势偏向（CP）= 55%。过敏原检测：对屋尘过敏，但未发现有明确的对蒿草、葎草等内蒙古典型过敏原过敏的情况。诊断为变应性鼻炎、免疫反应性梅尼埃病。治疗：①口服孟鲁斯特钠 10mg，每日 1 次；②生理性海水鼻喷剂和糠酸莫米松鼻喷剂；③口服甲磺酸倍他司汀片（敏使朗）12mg，每日 1 次；④口服螺内酯和氢氯噻嗪各 1 片，每日早晨 1 次顿服；⑤静脉滴注金纳多 105mg，

笔记

每日 1 次。治疗一周后，患者头晕症状缓解，听力改善。

病例分析

患者为老年女性，蒙古族，自诉近 5 年来表现有季节性打喷嚏、流清涕等变应性鼻炎症状，且伴耳鸣、听力减退及眩晕发作，患者的变应性鼻炎症状控制后，其头晕等症状亦有所减轻。通常到 10 月底上述症状尚可缓解，但次年 5 月中旬左右又开始出现类似症状，至今已持续 5 年多的时间。纯音测听显示患者双耳听力下降且呈逐年下降趋势，左耳听力减退程度较重，以低频听力下降为主，符合梅尼埃病听力表现。前庭功能检查：自发性眼震、凝视性眼震、位置性眼震均为阴性，扫视试验和跟踪试验亦正常，冷热试验显示左耳眼震反应强于右耳，CP = 55% 。过敏原检测：对屋尘过敏，但未发现有明确的对蒿草、葎草等内蒙古典型过敏原过敏。依据患者的病史和临床表现，考虑患者同时患有季节性变应性鼻炎和梅尼埃病，后者应系免疫反应性梅尼埃病。因此，对该患者除针对其梅尼埃病予以相应的治疗外，还要积极治疗变应性鼻炎，抑制其变应性反应。患者经系统的治疗，在变应性鼻炎得到控制的同时，其头晕症状亦渐缓解，听力也有所改善。

病例点评

梅尼埃病是耳鼻咽喉科一种常见病，也是周围性眩晕的最常见原因之一。在不同的国家、地区及民族，梅尼埃病发病率相差较大。1995 年日本的一项多中心研究报告显示，梅尼埃病发病率为 16/10 万，2007 年美国报告其发病率达 190/10 万。梅尼埃病以反

笔记

复发作性眩晕、波动性听力下降、耳鸣和耳闷胀感为主要临床表现。波动性低频感音神经性听力下降是梅尼埃病早期耳蜗病变的特征之一，随着病情进展，低频听力损失逐渐加重并向中高频段发展，梅尼埃病晚期则可表现为全频段的中重度非波动性听力损失。目前主要依靠患者的病史及临床症状对梅尼埃病进行诊断，并按照听力损失情况对其进行临床分期和指导临床治疗，早期梅尼埃病可予以保守治疗，晚期或难治性梅尼埃病也可考虑手术治疗。

梅尼埃病的病因及发病机制仍不十分清楚。目前就其病因及发病机制提出了各种学说，主要有内淋巴管机械阻塞与内淋巴吸收障碍学说、免疫反应学说、内耳缺血学说等。一般认为，梅尼埃病的发生可能与内淋巴产生和吸收失衡造成膜迷路积水有关。内淋巴囊是引起内耳免疫反应的关键部位，其免疫活性紊乱可能导致梅尼埃病的发生及眩晕发作。梅尼埃病与变态反应有密切关系。在1923年Duke首先报道两例对食物过敏的梅尼埃病患者，推测梅尼埃病的变态反应和免疫异常致病机制为：①接触性免疫反应，即当直接接触或食入变应原，引起抗原、抗体的直接反应，导致内耳的变态反应性损伤；②全身性免疫反应，即患有全身变态反应疾病的患者，梅尼埃病是疾病的局部表现。其后通过相关对照试验发现，梅尼埃病患者的过敏原检测阳性率明显高于同地区平均水平，并与季节性变态反应和循环免疫复合物之间有很强的关联性。该病例系蒙古族梅尼埃病患者，其梅尼埃病的发作与其季节性变应性鼻炎的发病相伴随，认为系免疫性疾病累及内耳免疫器官内淋巴囊所致，应在治疗梅尼埃病的同时针对所伴随的免疫性疾病进行适当的治疗，以使梅尼埃病及眩晕发作得到有效的控制。

参考文献

1. 中华耳鼻咽喉头颈外科杂志编辑委员会 . 梅尼埃病诊断和治疗指南（2017）. 中华耳鼻咽喉头颈外科杂志，2017，52（3）：167 - 172.

2. Platt M，Dilwali S，Elackattu A，et al. Mining immune epitopes in the inner ear. Otolaryngol Head Neck Surg，2014，150（3）：460 - 463.

008 前庭神经炎1例

病历摘要

患者，男，73 岁。主诉：急性眩晕发作 1 天。现病史：患者 1 天前开始出现明显眩晕症状，伴有视物旋转感，体位改变时加重，伴恶心、呕吐症状，其意识清楚，无听力下降、耳鸣及耳闷胀感症状，因眩晕症状持续不缓解遂于 2018 年 9 月 25 日就诊。既往史：既往无眩晕发作史，近期无上呼吸道感染病史及发热史。查体：体温 36.2℃，查体合作，浅表淋巴结无肿大，心、肺、腹部、四肢检查无异常。神经系统：四肢肌力、肌张力正常，腱反射正常，双侧巴宾斯基征阴性，指鼻试验、轮替试验、跟膝胫试验均呈阴性。耳科检查：双外耳道与鼓膜正常。甩头试验：右向甩头试验阳性。纯音测听：双耳高频听力下降（图 4）。眼震电图：自发性眼震阳性，呈左向水平性眼震，最大慢相速度为 8.0°/s。视动试验正常。视频头脉冲试验（video - head impulse test，vHIT）：提示右水平半规管、右前半规管的前庭眼动反射（vestibular ocular reflex，VOR）通路受损（图 5）。颈性前庭诱发肌源性电位（cervical vestibular evoked

myogenic potential，cVEMP）检测正常。静态眼旋转试验：右眼
20°，左眼3°（图6）。头倾斜试验：阳性（向右倾斜）。主观视觉
垂直线（subjective visual vertical，SVV）：－8.9°。主观视觉水平线
（subjective visual horizon，SVH）：－11.1°。头颅 MRI＋磁共振弥散
加权成像（diffusion weighted imaging，DWI）＋磁共振血管成像
（magnetic resonance angiography，MRA）检查均未见异常。诊断：
前庭神经炎（左前庭上神经炎）。治疗：①镇静、止吐、抗眩晕对
症治疗，如异丙嗪25mg，肌注，每日1次。②糖皮质激素，如泼尼
松60mg/d，晨起顿服，4天后逐渐减量。③改善神经血供及神经营
养药物，如银杏叶提取物及鼠神经营养因子。④3天后患者眼震减
轻，鼓励下地活动，并行前庭康复锻炼以尽快获得前庭代偿。前庭
康复锻炼方法：行走练习，每次10分钟，每日3次。视靶同相位
头动练习：水平、垂直、对角头动练习各20～30次，每日1次。
⑤针刺治疗，每次30分钟，针刺双侧太阳穴、印堂穴、百会穴、
晕听区。治疗第4天眩晕症状减轻，未再发生恶心、呕吐，自发眼
震亦渐减弱。治疗第7天患者自觉眩晕症状明显减轻，无视物旋转，
仍有漂浮感，自发眼震消失，复查前庭功能显示自发眼震转为阴性。
治疗2周后，患者自觉眩晕症状基本消失，临床症状缓解出院。

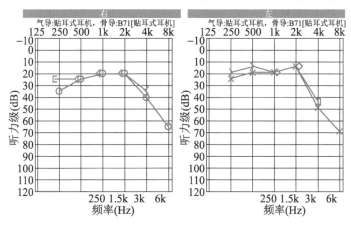

图4　纯音测听

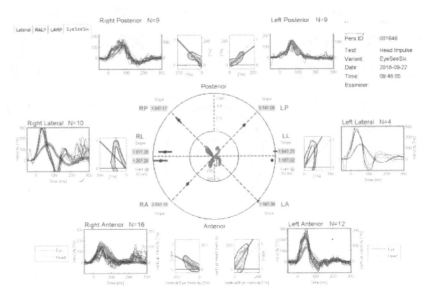

图 5　视频头脉冲试验（vHIT）

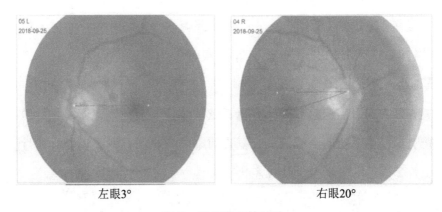

左眼3°　　　　　　　　　右眼20°

图 6　静态眼旋转试验

病例分析

　　患者为老年男性，表现为急性眩晕发作 1 天，不伴有听力下降、耳鸣及耳闷胀感等耳蜗症状。纯音测听：双耳高频听力下降。眼震电图：自发性眼震阳性，呈左向水平性眼震，最大慢相速度

8.0°/s。甩头试验：右向甩头试验阳性。vHIT 提示右水平半规管、右前半规管 VOR 通路受损。静态眼旋转试验：右眼 20°，左眼 3°。头倾斜试验阳性（向右倾斜）。SVV：−8.9°。SVH：−11.1°。患者其他神经系统无阳性体征，头 MRI + DWI + MRA 均未见异常。依据患者病史、临床表现及相关检查结果，患者被诊断为前庭神经炎（左侧前庭上神经炎）。该病诊断依据：①急性或亚急性发病，表现为持续性旋转性眩晕及恶心、呕吐，伴有水平性自发性眼震；②无耳鸣、听力减退症状；③无提示中枢神经系统损伤的其他神经病学症状或体征；④温度试验显示一侧低反应或无反应。结合前庭诱发肌源性电位（vestibular evoked myogenic potentials，VEMP）和 vHIT 检查结果可以将前庭神经炎分为前庭上神经炎、前庭下神经炎和全前庭神经炎 3 种亚型。前庭上神经炎：vHIT 表现为患侧上半规管和水平半规管增益下降，患侧眼性前庭诱发肌源性电位（ocular vestibular evoked myogenic potentials，oVEMP）异常而 cVEMP 正常。前庭下神经炎：vHIT 表现为患侧后半规管增益下降，患侧 cVEMP 异常而 oVEMP 正常。全前庭神经炎：vHIT 表现为患侧 3 个半规管增益下降，患侧 oVEMP 及 cVEMP 均异常，可据此对前庭神经炎做出分型诊断。在诊断过程中，应与梅尼埃病相鉴别。梅尼埃病诊断标准为：①≥2 次眩晕发作，每次持续时间在 20 分钟至 12 小时；②病程中至少有一次听力学检查证实患耳有低、中频感音神经性听力下降；③患耳有波动性听力下降、耳鸣和（或）耳闷胀感；④排除其他疾病引起的眩晕包括前庭神经炎。依据上述梅尼埃病诊断标准，该病与梅尼埃病不难鉴别。该病尚需和中枢性眩晕相鉴别。对单独小脑梗死病例的研究显示，有 10% 的患者其临床表现类似于前庭神经炎。当临床上怀疑梗死时需行脑部 MRI 检查。该病例患者通过头部 MRI 基本可排除其中枢性眩晕的可能。

治疗上，患病初期急性眩晕发作剧烈，给予异丙嗪肌注镇吐及抗眩晕对症治疗。该类药物不利于前庭中枢代偿的形成，故上述症状减轻后不再使用。激素是目前临床治疗前庭神经炎的首选药物通过促进外周前庭功能恢复和加速中枢前庭代偿两个方面发挥治疗作用，可直接激活前庭内侧核神经元而加速前庭代偿。激素的治疗作用亦来自于其抗感染作用，即通过减轻前庭神经和内耳前庭的组织肿胀来改善外周前庭功能。前庭康复治疗（vestibular rehabilitation theray，VRT）是一种用于治疗中枢及外周平衡障碍疾病的物理方法，于 20 世纪 40 年代由 Cooksey 和 Cawthorne 最早提出并应用于临床，但直到近年来才逐渐受到重视，目的是通过前庭康复促进多种感觉系统的整合来代偿前庭功能缺损，对单侧或双侧前庭功能损伤患者均适用，可以起到如下作用：减轻晕眩感，增加平衡感，降低摔伤的风险，改善前庭眼动反射，增强步态的稳定性，减轻因眩晕所致的焦虑症状等。有研究提示，前庭康复治疗与使用激素治疗效果相当。有学者指出，治疗前庭神经炎需要改变重视药物、轻视物理治疗的现状。随着眩晕医学研究的深入，逐渐认识到前庭代偿是一种中枢过程，此类患者的治疗也正在由单纯对症治疗向促进中枢代偿转变。药物治疗可减轻前庭受损后的症状并促进前庭代偿。银杏制剂可直接抗坏死和神经元细胞凋亡，增强神经元的可塑性如前庭代偿，其机制可能涉及：①前庭核系统组织结构的改变，与前庭核区突触结构的增多、功能增强有关；②与前庭核系统兴奋性神经递质谷氨酸和其受体 N – 甲基 – D – 天冬氨酸受体（N Methyi D Aspartate，NMDA）亚单位 R_1 有关，代偿的过程伴随两者的恢复；③前庭核系统星形胶质细胞以某种方式影响前庭代偿或保护前庭核神经元；④银杏叶制剂对前庭神经节具有保护作用，延迟蜕变的神经节也可能影响前庭代偿。目前神经营养代谢类药也通常被用于前庭神经炎的治疗，如维生素 B_1、维生素 B_{12}、胞磷胆碱钠、单唾液酸四已糖神经节苷脂钠注射液、鼠神经生长注射液、奥拉西坦注射液等，以改善受损神经的代谢过程。

病例点评

　　前庭神经炎也称流行性眩晕，其临床表现以突发性单侧前庭功能减退或前庭功能丧失为特征。从最初认识该病至今已有百余年的历史。1909 年，Ruttin 首先报道一种以突然眩晕发作而无耳蜗及其他神经系统症状的疾病。1924 年，Nylen 称此病为前庭神经炎。1952 年，Dix 和 Hallpike 总结该病临床表现后将其改称为前庭神经元炎。1981 年，Schuknecht 通过组织病理学研究发现前庭神经和外周感受器同时受损，遂定名为前庭神经炎。该病的病因目前仍不够明确，主要有以下几种学说：①病毒感染。30% 的患者发病前有感冒或上呼吸道感染病史，或发生于某种病毒流行期，故推测该病为病毒感染前庭神经所致，认为病毒引起前庭神经及前庭神经节损伤的可能机制有二：一为直接感染；二为感染后的免疫性损伤。目前提出的病毒损伤模式有两种，一种模式是原发于呼吸道的致病菌引起的前庭神经炎；另一模式是前庭神经炎发生与休眠的 I 型单纯疱疹病毒（herpes simplex virus，HSV）被激活有关。②病灶感染。可继发于鼻、鼻窦、扁桃体、胃肠道、胆道或尿路的急慢性炎症之后，导致前庭神经感染，或因神经组织对细菌内毒素的过敏反应而发生水肿。③血管因素。前庭神经小动脉的循环紊乱可能为该病的一个原因。④糖尿病。认为糖尿病可引起前庭神经元变性萎缩，导致反复眩晕发作。有研究表明，糖尿病患者伴前庭功能减退者达68.4%，表明糖尿病患者确实存在前庭神经系统的功能异常。一些患者前庭神经切断后经病理检查显示其前庭神经有孤立的或散在的退行性变和再生现象，神经纤维减少，节细胞空泡形成，神经内胶

笔记

原沉积物增加。

2001 年，Aw 首先描述了前庭下神经炎。目前，前庭神经炎可分为全前庭神经炎、前庭上神经炎和前庭下神经炎等亚型。前庭上神经炎最为多见，全前庭神经炎次之，而前庭下神经炎较少见，这可能与前庭上神经走行的骨性通道较长使其更易出现缺血和水肿有关。1993 年，Ogata 报道了双侧前庭神经炎病例。日本学者一项流行病学研究显示，双侧前庭神经炎发病率为 5.3%。由于双侧前庭神经病变，患者临床可不表现为典型眩晕症状而常诉有平衡障碍症状，临床上应注意甄别。该病例患者得到了及时明确的诊断和适当的系统治疗，包括：①镇静、止吐、抗眩晕对症治疗；②糖皮质激素治疗；③改善神经血供及神经营养药物治疗；④前庭康复锻炼；⑤针刺治疗。患者临床症状逐渐缓解，治疗 2 周后患者自觉眩晕症状基本消失。

参考文献

1. Arnold SA, Stewart AM, Moor HM, et al. The effectiveness of vestibular rehabilitation interventions in treating unilateral peripheral vestibular disorders: a systematic review. Physiother Res Int, 2017, 22 (3).

2. Deveze A, Bernard – Demanze L, Xavier F, et al. Vestibular compensation and vestibular rehabilitation. Current Concepts and new trends. Neurophysiol Clin, 2014, 44 (1): 49 – 57.

3. Goudakos JK, Markou KD, Psillas G, et al. Corticosteroids and vestibular exercises in vestibular neuritis. Single – blind randomized clinical trial. JAMA Otolaryngol Head Neck Surg, 2014, 140 (5): 434 – 440.

4. Hall CD, Herdman SJ, Whitney SL, et al. Vestibular rehabilitation for peripheral vestibular hypofunction: an evidence – based clinical practice guideline: from the American Physical Therapy Association Neurology Section. J Neurol Phys Ther, 2016, 40 (2): 124 – 155.

5. Whitney SL, Alghadir AH, Anwer S. Recent evidence about the effectiveness of vestibular rehabilitation. Curr Treat Options Neurol, 2016, 18 (3): 13.

笔记

009 双侧前庭病1例

病历摘要

患者，女，65岁。主诉：双耳听力减退、耳鸣、头晕3年。现病史：患者3年前开始出现双耳听力减退，呈进行性，并伴有耳鸣，未予以诊治。约数月后开始出现头晕症状，呈持续性，无视物旋转感，卧床休息时减轻，活动时加重，伴走路不稳，行走时视物不清，黑暗环境中行走不稳症状明显，不伴恶心、呕吐症状，无畏光、畏声，无眼前闪光、亮点等视觉先兆，也无黑矇、复视、构音障碍及意识障碍等症状。4个月前病情加重，表现有站立不稳症状，身体摇晃欲摔倒，走路需人搀扶。既往史：有高血压病史20年，口服硝苯地平缓释片，每次20mg，每日1次，血压控制在150/95mmHg左右；糖尿病史4个月，口服二甲双胍片，每次0.5g，每日3次，血糖控制情况不详；4年前曾有脑梗死病史，未遗留明显后遗症；3个月前曾于外院诊断为"椎动脉狭窄"并行椎动脉支架置入手术，术后患者上述症状无改善。查体：神志清楚，言语流利，对答切题，双侧肢体肌力Ⅴ级，痛、温觉正常，Romberg征(＋)，双侧膝腱反射正常，双侧巴宾斯基征(－)。耳科检查：自发性眼震阴性，双侧外耳道、鼓膜及乳突区无异常。音叉试验：林纳试验（RT），双侧均(＋)；韦伯试验（WT），居中；施瓦巴赫试验（ST）(±)。纯音测听：右耳0.5kHz、1kHz、2kHz和4kHz，听阈分别为30dBHL、35dBHL、40dBHL和60dBHL，平均听阈41.3dBHL；

左耳 0.5kHz、1kHz、2kHz 和 4kHz，听阈分别为 25dBHL、25dBHL、40dBHL 和 60dBIIL，平均听阈 37.5dBHL。声导抗：双耳鼓室图均为正常 A 型曲线。镫骨肌反射：右耳同侧 1kHz、左耳同侧 0.5kHz、1kHz 和 2kHz 可引出声反射。听觉脑干诱发电位：双耳阈值为 50dBnHL，各波分化好，I ~ V波间期正常。前庭功能检查：自发性眼震（-）；变位试验（-）；视动试验（-）。温度试验：双侧水平半规管冷、热水刺激均无反应。旋转试验：双侧未引出明显眼震。临床诊断为双侧前庭病（bilateral vestibulopathy，BVP）。治疗及结果：经前庭康复训练及辅以改善微循环药物和营养神经药物治疗，患者平衡障碍症状获得明显改善，可自己行走，无须扶物。

病例分析

该病例患者发病缓慢，症状呈进行性发展，病程长达 3 年，具有典型的走路不稳及活动时出现振动幻视症状，黑暗环境下其症状加重。温度试验与旋转试验双侧均未诱发明显的眼震，提示患者双侧前庭功能严重低下，纯音测听示双侧感音神经性耳聋，考虑患者存在前庭与耳蜗神经病变及功能障碍，结合上述病史和临床表现患者被诊断为 BVP，其诊断也符合 Barany 协会 2017 年发表的 BVP 诊断标准：①该病为一种慢性前庭综合征，伴有下列症状。a. 行走或站立时出现不稳症状，并至少伴有症状 b 和（或）症状 c；b. 行走时或头身快速运动时出现运动诱发性视物模糊或振动幻视症状；c. 在黑暗环境中和（或）在不平坦的地面上不稳症状加重。②在静态下坐、卧时无症状。③双侧前庭眼动反射功能减弱或缺失，并通过以下方法得到证实：视频头脉冲试验或眼动图：双侧病理性水平 VOR 增益降低 <0.6；和（或）冷热试验反应减弱（每侧冷热水

刺激眼震最大慢相速度之和 <6°/s）；和（或）转椅试验水平 VOR
增益降低 <0.1 和位相超前 >68°（时间常数 <5s）。④无法更好地
以其他疾病来解释。经仔细询问病史并未追问到患者有明确的原发
疾病病史。因该患者合并高血压、糖尿病，且有脑梗死病史，考虑
患者双侧前庭及耳蜗病变可能系血管因素所致。给予患者以下治
疗：①就该病的可能病因、疾病类型、发病机制、症状发生原因、
疾病过程及结果等对患者进行宣教；②给以患者针对性的前庭康复
锻炼，以促进其中枢代偿和视觉与本体觉的替代作用而加快对前庭
功能丧失的适应；③通过给予改善微循环、营养神经等药物治疗，
以促使患者前庭功能的康复。经上述治疗，患者平衡障碍症状逐渐
好转。

病例点评

BVP 为一种以行走或站立时出现姿势和步态不稳为表现特征的
慢性前庭综合征，其发病隐匿，进展缓慢，易漏诊或误诊。BVP 患
病率为 28/10 万，占眩晕或头晕病例的 4%~7%。从儿童到老年人
均可患病，发病年龄多在 50~60 岁，确诊时平均年龄在 62 岁，
BVP 患者以男性居多，占 62%。BVP 患者严重平衡功能障碍使其
日常生活常受到明显的影响，生活质量下降，且容易跌倒。多数
BVP 患者病因不明，仅部分患者可找到明确的或可能的原因，耳毒
性药物、双侧梅尼埃病和脑膜炎为其最常见病因。

BVP 患者因双侧前庭传入神经受损或功能丧失可导致 VOR 和
前庭脊髓反射功能障碍。由于 VOR 缺失，在头部快速运动时，视
网膜上图像不能稳定地呈现而发生晃动，出现头动诱发的振动幻
视、动态视力减退及视物模糊等症状。由于前庭脊髓反射功能缺

失,患者行走及站立过程中可因姿势平衡控制功能障碍而出现姿势和步态不稳症状。由于视觉系统和本体觉系统亦参与维持身体的平衡功能,当 BVP 患者其姿势控制功能不能通过本体觉信息传入(如在松软或不平坦的地面上)或视觉信息传入(如在黑暗环境中)得到适当的代偿时,可使其姿势平衡功能障碍加重,使患者在黑暗环境中和不平坦地面上站立和行走时,其姿势和步态不稳症状加重。

BVP 的主要特征性症状是行走或站立时出现姿势和步态不稳,而在静态条件下坐、卧时通常不表现有症状。许多患者称在黑暗环境中和不平坦地面上站立和行走时,其姿势和步态不稳症状会加重。BVP 的另一常见特征性症状是振动幻视,当患者头部和身体在主动运动(如行走)或被动运动(如坐车)时会出现振动幻视症状,表现为视物模糊,在左右快速扭头时也可出现振动幻视症状。此外,一些患者还常表现有慢性头晕、反复发作性眩晕、耳聋、耳鸣等症状。多数 BVP 患者初始症状表现较隐匿,疾病呈缓慢进行性发展,就诊时多已有明显的前庭功能损伤。在发病过程中,耳蜗和前庭神经可同时或接续受累,前庭功能障碍可呈急性或慢性进展;完全性或不完全性;对称性和不对称性;伴或不伴听力减退。BVP 患者床旁检查可表现有 Romberg 试验阳性、双侧 vHIT 阳性和动态视力下降。辅助检查主要包括 vHIT、冷热试验和旋转试验,对明确诊断具有重要意义。BVP 诊断需结合患者病史、临床症状及辅助检查结果,并需与其他表现有姿势和步态不稳和(或)振动幻视症状的前庭性和非前庭性疾病相鉴别。

BVP 的主要治疗方法是前庭康复训练。因患者双侧前庭功能均严重低下,不能通过 VOR 或前庭脊髓反射途径改善其平衡功能,其主要代偿机制为感觉替代,通过视觉、本体觉、颈眼反射等途径

笔记

来替代已经丧失的双侧前庭功能。有关宣教工作对患者的治疗与康复也具有十分重要的意义。

参考文献

1. Strupp M，Kim JS，Murofushi T，et al. Bilateral vestibulopathy：Diagnostic criteria Consensus document of the Classification Committee of the Bárány Society. J Vestib Res，2017，27（4）：177-189.

2. 王恩彤，单希征. 双侧前庭病. 北京医学，2018，40（8）：733-737.

3. Ward BK，Tarnutzer AA. Editorial：Bilateral Vestibulopathy – Current Knowledge and Future Directions to Improve its Diagnosis and Treatment. Front Neurol，2018，9：762.

010 前庭阵发症1例

病历摘要

患者，女，70岁。主诉：反复眩晕发作，伴左耳鸣5年余，加重20天。现病史：患者于2013年首次出现眩晕发作，持续约数秒，眩晕为头部昏沉感，不平衡感，无明显旋转感，伴耳鸣，耳鸣与眩晕同时出现，但无明显的听力下降，也无明显头痛症状。而后数次出现类似眩晕及耳鸣发作，按梅尼埃病予以治疗，但治疗效果不明显。近一年来，平均半个月发作一次，眩晕发作时伴有耳鸣，呈高调性耳鸣，上述症状发作多持续数秒，间断发作。近来20天前发作频繁，症状加重，耳鸣持续，且伴有头痛症状，于2018年5月29日就诊。查体：双外耳道与鼓膜无异常。Romberg试验、原地踏步试验、星状步迹试验均为阴性，甩头试验阴性，Dix – Hallpike 试验和翻滚试验均呈阴性。纯音测听：右耳听力正常，左耳气导平均听阈约为 25dBHL，骨导平均听阈约为 20dBHL。声导抗图：A 型鼓室曲线。耳声反射：右耳正常，左耳同侧各频率未引出。耳蜗电图：左耳 – SP/AP = 0.51。眼震电图：自发性眼震与摇头眼震阴性，扫视试验正常，视跟踪试验正常 II 级，视动性眼震正常。温度试验：左侧水平半规管功能减低，CP = 35%。内听道增强 MRI 示左侧下脑后下动脉与听神经血管相互压迫（图 7）。诊断为前庭阵发症（vestibular paroxysmia，VP）。治疗：口服盐酸氟桂利嗪 5mg，每晚 1 次，连用 2 周，口服卡马西平 100mg，每日 1 次，3 天后加至 200mg，每日 1 次。治疗 2 周后患者症状明显缓解。患者因口服卡马西平后伴有恶心、呕吐等不良反应，难以坚持继续用药而停药，停药后眩晕、耳鸣偶有发作，但症状程度较前减轻。

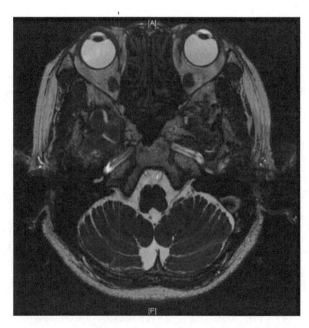

图 7　内听道增强 MRI

笔记

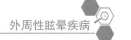
病例分析

患者系老年女性，具有反复眩晕发作伴左耳鸣病史5年余，其眩晕发作频繁，持续时间短暂，仅约数秒，眩晕发作多同时伴有耳鸣症状。耳科查体无异常发现。Romberg试验、原地踏步试验、星状步迹试验、甩头试验阴性，Dix - Hallpike试验与翻滚试验均呈阴性。纯音测听示左耳气导平均听阈为25dBHL，左侧耳声反射未引出。耳蜗电图：左耳 - SP/AP比值为0.51。眼震电图：自发性眼震与摇头眼震阴性，扫视试验与视跟踪试验正常，视动性眼震正常，但温度试验显示左侧水平半规管功能减低，优势偏向（CP）= 35%。内听道增强MRI示左侧下脑后下动脉与听神经血管相互压迫。依据患者的病史、临床表现及辅助检查，该患者遂被诊断为前庭阵发症，并给予相应药物治疗。口服卡马西平治疗有效，也进一步支持前庭阵发症的诊断。患者在药物治疗2周后症状得到明显缓解，但因其对卡马西平药物反应较大，用药后因出现明显的恶心、呕吐等反应而难以坚持继续用药，停药后其眩晕、耳鸣偶有发作，但症状程度较前减轻。

病例点评

前庭阵发症是一种罕见的前庭性疾病，主要表现为反复短暂性眩晕发作和平衡障碍，伴有或不伴有听力下降，也可伴有耳鸣症状。该病病因及发病机制尚不十分清楚。诸多研究提示，神经和血管的交互压迫（neurovascular cross compression，NVCC）是引起前庭阵发症短暂眩晕发作的原因。有学者提出了前庭阵发症发病机制

笔记

的外周假说，认为前庭阵发症与三叉神经痛的发病机制相类似，系血管压迫神经后使局部神经脱髓鞘，产生异位冲动，相邻神经纤维间产生短路或假突触形成，致使动作电位在相邻神经间过度传递，神经冲动过度释放，引起眩晕症状。另有学者则提出了前庭阵发症发病机制的中枢假说，认为血管神经之间的接触只有发生在颅神经根进入脑干区才会引起显著的临床症状，但很多学者发现，在三叉神经和面神经与血管走行密切的个体中，大约70%的人无任何症状。

Barany协会于2016年发布了前庭阵发症诊断标准，确定性前庭阵发症的诊断需满足下述每条标准：①至少有10次自发旋转性或非旋转性眩晕发作；②发作持续时间小于1分钟；③一些患者症状刻板；④卡马西平或奥卡西平治疗有效；⑤不能用其他诊断更好地解释。可能性前庭阵发症的诊断则需满足下述每条标准：①至少有5次旋转性或非旋转性眩晕发作；②发作持续时间小于5分钟；③眩晕发作为自发性或由一定头位诱发；④一些患者症状刻板；⑤不能用其他诊断更好地解释。确定性前庭阵发症与可能性前庭阵发症诊断标准的区别主要有以下几点。①眩晕发作次数：确定性前庭阵发症眩晕发作次数至少要达到10次，可能性前庭阵发症的眩晕发作次数达5次即可。②眩晕发作条件：确定性前庭阵发症其眩晕发作为自发性，可能性前庭阵发症的眩晕发作可以是自发性的也可以是诱发性的，诱发因素包括左、右转头或过度换气。③眩晕发作持续时间：确定性前庭阵发症眩晕发作时间短于1分钟，而可能性前庭阵发症眩晕发作时间则短于5分钟即可。卡马西平（每日200～800mg）或奥卡西平（每日300～900mg）等药物治疗对前庭阵发症通常有效，获得阳性反应则进一步支持诊断。对于确定诊断需要的精准剂量还需要进一步研究。一项包括32例患者的研究显示，在服用上述药物的情况下，前庭阵发症的眩晕发作频率下降

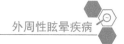

10%，症状强度和持续时间亦减弱或减少。对于不能耐受上述药物的患者，可以用其他钠通道阻断剂替代，如苯妥英钠或丙戊酸钠，然而关于苯妥英钠或丙戊酸钠目前尚无研究资料可供借鉴，尽管一些报道显示部分前庭阵发症患者通过手术治疗获得了成功，但选择血管减压手术还应慎重，因术中或术后有导致血管痉挛进而引起脑干梗死的风险。手术治疗仅适于不能耐受上述药物治疗的患者。

参考文献

1. Brandt T，Strupp M，Dieterich M. Vestibular paroxysmia：a treatable neurovascular cross-compression syndrome. J Neurol，2016，263Suppl 1：S90-S96.

2. Donahue JH，Ornan DA，Mukherjee S. Imaging of vascular compression syndromes. Radiol Clin N Am，2017，55（1）：123-138.

3. Strupp M，Lopez-Escamez JA，Kim JS，et al. Vestibular paroxysmia：diagnostic criteria. J Vestib Res，2016，26（5-6）：409-415.

4. Ward BK，Gold DR. Tinnitus，oscillopsia，and hyperventilation-induced nystagmus：vestibular paroxysmia. Open J Clin Med Case Rep，2016，2（7）：1100.

011 中耳胆脂瘤伴迷路瘘管 1 例

病历摘要

患者，男，58 岁。主诉：右耳听力下降 50 余年，右耳反复流脓 7 年余，眩晕 10 天。现病史：患者幼时出现右耳听力下降，未予以诊治，7 年前无明显诱因出现右耳流脓，感右耳听力进一步下降，当地医院诊断为中耳炎，予以滴耳液治疗后流脓止，此后反复出现右耳流脓症状，均自行使用滴耳液治疗，症状缓解，未进一步诊治。患者10天前无明显诱因出现眩晕症状，视物旋转感，伴右耳痛及头痛，且有发热症状，体温38.5℃，当地医院诊断为右侧慢性中耳乳突炎，可疑中耳胆脂瘤，予以耳道清理，耳内分泌物呈脓血性，遂联合静脉输液抗感染药物治疗，体温恢复正常，但仍表现有眩晕发作，多持续数小时，伴恶心、呕吐，遂就诊于我院门诊，以"右耳中耳胆脂瘤与迷路炎"收入院。查体：双侧耳郭无异常，双侧乳突区无压痛，左侧外耳道与鼓膜正常，右侧外耳道充血肿胀，脓血性分泌物堵塞外耳道，鼓膜未窥及。自发性眼震阳性，呈右向水平性眼震，但瘘管试验阴性。Dix - Hallpike 试验和滚转试验亦为阴性。Romberg 试验、原地踏步试验、星状步迹试验、甩头试验也均为阴性。纯音测听：右耳全聋，左耳听力基本正常。听觉脑干诱发电位：左耳反射阈正常，右耳95dBHL 未引出反应。因右耳存有急性炎症，温度试验未能进行。头颅 MRI + 内听道薄层扫描：右侧外半规管显示不完整，耳蜗及前、后半规管信号减低，右乳突蜂房及鼓室内可见混杂信号，周围骨质不规整。影像学诊断：右侧中耳乳突炎，胆脂瘤性可能性大，病变累及内耳。颞骨 CT：右侧乳突蜂房呈板障型，右侧鼓室、乳突、外耳道内可见软组织密度影，鼓室天盖局部骨质吸收破坏，听小骨形态欠佳，骨质吸收，右侧外半规管骨质不连续（图8）。临床诊断为右耳中耳胆脂瘤、右侧迷路瘘管（局限性迷路炎）。治疗：完善术前检查及术前准备后，于全麻下行显微镜联合耳内镜右侧乳突根治术、鼓室探查术、中耳病变切除术及鼓室成形术，术中见右侧外耳道脓性分泌物，清理后发现耳道有淡红色炎性新生物而予以清除，乳突开放后见乳突、鼓室内大量豆渣样物质，鼓室天盖骨质缺损，硬脑膜裸露，清除表面病变，探查发现砧骨缺失，锤骨部分破坏，镫骨底板上结构不完整，外半规管可见瘘口，约 2mm × 2mm 大小，清理表面残留胆脂瘤上皮，未见外淋巴液外渗，以小块肌肉覆盖，面神经鼓室段骨管缺失，神经裸露，表面肉芽样新生物予以清理，鼓膜松弛部穿孔，耳内镜下清理鼓室天盖及面神经锥段内侧可疑新生物，以肌肉和骨蜡封闭鼓室及咽鼓管，以耳屏软骨和颞肌筋膜敷于鼓室及乳突术腔，行耳甲腔成形。术腔内填塞抗生素地塞米松明胶海绵及止血材料，外耳道碘仿纱条填塞。间断缝合皮下及皮肤切口，局部加压包扎而完成手术。患者术后予以盐酸莫西沙星抗生素静点治疗，临床治愈出院。术后随访，患者眩晕及头痛症状缓解，无耳流脓症状，听力无变化。

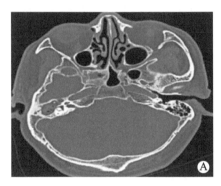
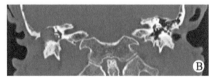

A. 轴位；B. 冠状位。

图 8　颞骨 CT

病例分析

患者为中年男性，幼时始出现右耳听力减退症状，曾在当地医院被诊断为中耳炎并予以滴耳液治疗，此后反复出现右耳流脓症状，近 7 年来右耳流脓症状加重，近 10 天来则出现眩晕症状，伴右耳痛、头痛及发热，体温达 38.5℃，在当地医院被诊断为右侧慢性中耳乳突炎及可疑中耳胆脂瘤，予以耳道清理，其耳内分泌物呈脓血性，并给予静脉输液抗生素治疗，后体温渐恢复正常，但仍有眩晕发作。入院查体见右外耳道充血肿胀及脓血性分泌物，呈中耳感染表现，并伴有水平性右向自发性眼震，纯音测听显示其右耳已全聋，95dBHL声刺激下未能引出听觉脑干诱发电位反应，头颅MRI及内听道薄层扫描检查后其影像学诊断为右侧中耳乳突炎及胆脂瘤，提示病变已累及内耳。颞骨CT亦显示右侧鼓室、乳突、外耳道内软组织病变影，天盖局部骨质吸收破坏，听小骨形态欠佳，骨质吸收，右侧外半规管骨质不连续等（图8）。结合患者的病史、临床表现及影像学特征，尽管其瘘管试验呈阴性，临床诊断为右耳中耳胆脂瘤和迷路瘘管（局限性迷路炎）。确定诊断遂予以手术治疗，术中如预期见有乳突、鼓室内大量胆脂瘤样病变，周围组织结构广泛破坏，鼓室天盖骨质缺损，硬脑膜裸露，砧骨缺失，锤骨部分破坏，镫骨底板上结构不完整等，并于外半规管见到2mm×2mm大小的瘘口，术前临床诊断得到证实。术后辅以抗感染治疗，患者得到临床治愈。出院后随访，患者眩晕及头痛症状缓解，也未再出现耳流脓症状。

⊕ 病例点评

迷路瘘管，又称局限性迷路炎或迷路周围炎，是中耳胆脂瘤常见并发症之一，通常是由胆脂瘤侵犯迷路骨质引起。胆脂瘤主要是通过膨胀性生长的局部压迫及化学蚀骨两种作用破坏骨质，胆脂瘤基质具有很高的胶原酶活性，可使骨组织内的胶原分子裂解，从而导致周围骨组织的侵蚀破坏。研究显示，5%~20%的中耳胆脂瘤患者伴发迷路瘘管。90%以上的迷路瘘管位于外半规管。其次是上半规管、后半规管、鼓岬、卵圆窗、耳蜗甚至内耳道，由于面神经管与外半规管解剖上毗邻，故二者常同时受累。患者可出现典型的眩晕临床症状，部分患者外淋巴液外漏后也没有出现骨导听力下降。影像学技术的发展提高了迷路瘘管术前的诊断率，并可作为术中确定瘘管大小和位置的依据，但迷路瘘管术前确诊依然相对困难，在迷路瘘管的术前诊断中，前庭症状、瘘管试验及影像学检查都不足以成为迷路瘘管确诊的指标，没有眩晕症状、瘘管试验阴性并不能排除迷路瘘管的存在。据报道，瘘管试验阳性率为24%～72%，在行瘘管试验时可因胆脂瘤上皮和肉芽组织阻塞于瘘管周围而使瘘管试验呈阴性，从而导致诊断准确率偏低。术前颞骨 CT 扫描对迷路瘘管的诊断阳性率报道不一，高分辨 CT 其阳性率在 93%～97%，假阳性率不超过 5%。对迷路瘘管的确诊方法是术中探查所见。

对瘘管区病变的处理应视瘘管大小、部位、病变性质及患者具体情况而定。迷路瘘管多参照 Dornhoffer 的分型标准：Ⅰ型瘘管，指骨迷路骨质局限性破坏缺损但骨内膜完整；Ⅱ型瘘管，指病变突破骨内膜致外淋巴管腔开放；Ⅲ型瘘管，指外淋巴管腔开放并膜迷路受累。尽管Ⅰ、Ⅱ型瘘管胆脂瘤组织并未直接穿透膜迷路，但由于胆脂瘤组织特殊的化学作用、压力变化导致膜迷路的刺激，以及长期中耳腔的感染作用于破损的迷路，可透过完整的膜迷路进入外淋巴液，导致部分患者骨导听力的下降。Ⅲ型瘘管表现为骨迷路骨质及膜迷路均受累，瘘管与膜迷路相通，形成死迷路。73.7% 的迷路瘘管患者同时合并面神经骨管、鼓室鼓窦天盖、乙状窦前壁部分的骨质破坏。这些部位的骨质破坏表明胆脂瘤具有较强的侵袭力，同时提示迷路骨质可能存在破坏，因此术中如发现上述部位存在骨质破坏，在清理半规管或鼓岬区病变时应小心，以便随时应对可能出现的迷路瘘管。

迷路瘘管的处理存在争议，部分学者认为术中对瘘管的骚扰可能导致听力的进一步下降，因此乳突手术时仔细保护瘘管，术后可能保存或提高一些听力。但也有学者认为保留胆脂瘤基质者术后可能长期流脓，除去胆脂瘤基质可预防耳蜗中毒性变，手术时需仔细剔除瘘管表面病变，迅速用移植物封闭瘘管可以起到保护迷路和耳蜗功能的作用。是否彻底去除胆脂瘤基质并进行修补，需要结合医生的经验和技术。分离瘘管表面的胆脂瘤基质时需小心、谨慎，分离后应尽可能迅速用准备好的修复材料进行修补。修补材料可采用颞肌筋膜、骨衣、软骨或者是小块的颞肌，Ⅲ型瘘管行半规管阻塞时也可以用骨粉。对中耳胆脂瘤，术中处理病灶时均要考虑可能出现迷路瘘管，术中探查是诊断迷路瘘管的可靠方法。此外，若存在迷路瘘管也要注意面神经骨管的情况。在迷路瘘管的处理方面，要根据患者的情况，个性化选择，应尽可能清除胆脂瘤基质，降低复发可能，并迅速地完成修补，但在清除瘘管表面胆脂瘤基质的过程中，存在骨导听力损伤的风险，因此在清理过程中要仔细操作，尽可能地保护迷路功能。

参考文献

1. Geerse S, de Wolf MJF, Ebbens FA, van Spronsen E. Management of labyrinthine fistula: hearing preservation versus prevention of residual disease. Eur Arch Otorhinolaryngol, 2017, 274 (10): 3605 – 3612.

2. Lim J, Gangal A, Gluth MB. Surgery for Cholesteatomatous Labyrinthine Fistula. Ann Otol Rhinol Laryngol, 2017, 126 (3): 205 – 215.

3. Meyer A, Bouchetemblé P, Costentin B, et al. Lateral semicircular canal fistula in cholesteatoma: diagnosis and management. Eur Arch Otorhinolaryngol, 2016, 273 (8): 2055 – 2063.

012 轻嵴帽病 1 例

病历摘要

患者，女，32 岁。主诉：位置性眩晕反复发作 3 天。现病史：患者述 3 天前无明显诱因在头部位置变动后出现眩晕症状，视物旋转，伴恶心、呕吐，无听力下降、耳鸣及耳闷症状，亦无头痛症状，在当地医院被诊断为耳石症，经复位治疗无效，于 2017 年 5 月 18 日就诊。既往史：既往无眩晕病史，无偏头痛病史，否认高血压、糖尿病等慢性病史。查体：一般情况良好，全身查体及神经系统检查无异常体征。耳科检查：外耳道与鼓膜无异常。纯音测听：双耳正常听力曲线。扫视试验：正常。平稳追踪试验：I 型。视动试验：正常。冷热试验：双侧前庭功能正常。视频头脉冲试验（vHIT）：阴性。位置性试验：双侧 Dix - Hallpike 试验均为阴性；坐位头屈仰试验与多位置滚转试验：见"零平面"和持续性向地性变向性位置性眼震（direction - changing positional nystagmus，DCPN）（表 1）。诊断：左水平半规管轻嵴帽病。治疗：氟桂利嗪每次 10mg，每晚 1 次，睡前口服，用药 1 周。随访：一周后复诊，位置性眩晕症状及眼震消失。

表1　坐位头屈仰试验及多位置滚转试验结果

头部位置	眼震有无	眼震方向	眼震慢相速度（°/s）	眼震持续时间（分钟）	零平面
正坐位	+	←	1.3	>1	
坐位低头30°	−				第1零平面
平卧位	+	←	4.6	>1	
平卧左转15°	−				第2零平面
平卧左转30°	+	→	4.9	>1	
平卧左转45°	+	→	5.2	>1	
左侧卧位	+	→	7.3	>1	
俯卧位	+	→	3.7	>1	
俯卧左转15°	−				第3零平面
俯卧左转30°	−				
平卧左转45°	+	←	3.5	>1	
左侧卧位	+	←	8.7	>1	
平卧位	+	←	3.6	>1	

病例分析

　　患者为青年女性，自诉反复位置性眩晕发作3天，无听力下降、耳鸣及耳闷症状，亦无偏头痛症状及病史，其眩晕发作无明确原因，既往也无眩晕病史。在当地医院曾按"耳石症"诊断予以复位治疗但无效果。耳科及神经科查体无异常发现，听力学检查示听力正常。vHIT试验呈阴性，扫视试验、平稳追踪试验、视动试验及冷热试验均无异常，双侧Dix – Hallpike试验均为阴性，但坐位头屈仰试验与多位置滚转试验显示多个零平面的存在，滚转试验中可诱发持续性向地性DCPN。该病例具有水平半规管轻嵴帽病的症状与眼震特点，亦符合轻嵴帽病诊断标准，且曾予以复位治疗但无效，故该患者被诊断为水平半规管轻嵴帽病，经氟桂利嗪药物治疗1周，其位置性眩晕症状及眼震消失。轻嵴帽病患者通常主诉有反复发作性位置性眩晕或头晕症状，可于低头、抬头、躺下、坐起、左右翻身时出现，持续时间长，发作频率不等。轻嵴帽病的眼震有以下特点：①坐位头屈仰试验、仰卧滚转试验可诱发持续性 DCPN，且没有潜伏期，持续时间超过 1 分钟；②存在零平面，即在仰卧位头部向左或向右缓慢转动过程中有眼震消失的平面；③当仰卧位时出现朝向健侧的水平性眼震，而俯卧位时出现朝向患侧的水平性眼震，持续时间较长；④头直立位多无眼震出现；⑤眼震成分以水平成分为主，40%～80% 伴有垂直或扭转成分；⑥眼震强度：与零平面垂直 90°＞俯卧位＞仰卧位＞坐立位。目前，轻嵴帽病的主要诊断标准包括：滚转试验表现有持续性向地性 DCPN，眼震无明显潜伏期，无疲劳性；滚转试验中存在零平面，即滚转至该平面时无眼震出现，零平面通常出现于仰卧位向患侧转头 15°～30° 的位置；按照水平半规管 BPPV 反复复位治疗无效；1～4 周后自愈。另外，轻嵴帽病的症状及眼震表现与水平半规管管石症有颇多相似之处，故需鉴别，后者滚转试验亦可诱发向地性 DCPN，但眼震持续时间少于 1 分钟，通常具有潜伏期，具有疲劳性，通常复位治疗有效，故该病例可排除水平半规管管石症之诊断。

病例点评

轻嵴帽理论最早在 1956 年由 Aschan 等人提出，他们观察到饮酒后可出现持续性向地性眼震现象，称其为酒精性位置性眼震，认为酒精性位置性眼震产生机制是：由于嵴帽更靠近毛细血管，酒精

笔记

扩散到嵴帽比扩散到附近内淋巴液的速度要快，使嵴帽相对于内淋巴质量降低，即形成轻嵴帽，导致头部位置改变时嵴帽受到持续向上的浮力并向椭圆囊侧偏斜。2002 年，Shigeno 描述了轻嵴帽性眼震及特点：持续性 DCPN。2004 年，Hiruma 等人在临床上遇到类似于酒精性位置性眼震的轻嵴帽患者。2014 年和 2016 年，Kim 和 Ichijo 等人分别报道了轻嵴帽病的眼震特征及零平面现象，该病逐渐被认识和了解。

对轻嵴帽病的认识与研究，需对零平面概念有较深入的理解。零平面定义：患者头位改变时持续性 DCPN 消失的位置平面。零平面产生机制：此平面嵴帽长轴平行于重力线，不发生摆动。第 1 零平面：患者坐位，其头部轻缓前屈或后仰过程中出现眼震消失的位置平面。第 2 零平面：患者仰卧位，其头部向右或左缓慢侧转时，常在侧转 15°~30°时出现眼震消失，该位置平面即为第 2 零平面。第 3 零平面：患者俯卧头部向右或左缓慢侧转过程中再次出现眼震消失的位置平面。轻嵴帽病机制目前尚不十分清楚，存在以下假说：①壶腹嵴帽密度降低；②内淋巴比重增加导致壶腹嵴帽密度相对降低；③脱钙变性的轻耳石颗粒或漂浮的细胞黏附在壶腹上导致轻嵴帽；④嵴帽形态学改变所致。

轻嵴帽病易被误诊为 BPPV，在被诊断为 BPPV 的病例中可占到 4.9%，在表现有水平性 DCPN 的患者中占 9.4%，在表现有向地性水平性 DCPN 患者中占 14.2%。轻嵴帽病患者中女性明显多于男性，为（2~3）:1。70% 的轻嵴帽病患者既往有类似眩晕发作，30%~50% 的患者既往有 BPPV 病史，40% 的患者有偏头痛病史，10% 的患者合并有同侧听力下降，少数患者有梅尼埃病样发作。Barbecue 复位法等 BPPV 复位疗法对轻嵴帽病患者无效，氟桂利嗪等药物治疗及前庭功能训练有助于患者的眩晕症状、自主神经症状

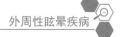

及心理状况控制与缓解。该病预后良好。

参考文献

1. Ichijo H. Neutral position of persistent direction – changing positional Nystagmus. Eur Arch Otorhinolaryngol, 2016, 273（2）：311 – 316.

2. Imai T, Matsuda K, Takeda N, et al. Light cupula：the pathophysiological basis of persistent geotropic positional nystagmus. BMJ Open, 2015, 5（1）：e006607.

3. Kim MB, Hong SM, Choi H, et al. The light cupula：an emerging new concept for positional vertigo. J Audiol Otol, 2018, 22（1）：1 – 5.

笔记

中枢性眩晕疾病

013 小脑第四脑室非霍奇金淋巴瘤致中枢性位置性眩晕1例

📋 病历摘要

患者，男，60岁。主诉：头晕及位置性眩晕反复发作3个月。现病史：患者3个月前无明显诱因出现头晕症状，在体位改变时出现头晕症状，伴视物旋转感及恶心、呕吐，不伴有明显的耳鸣及听力下降，曾于外院被诊断为"良性阵发性位置性眩晕"，并给予多次复位治疗但均未收到治疗效果。遂于2016年11月25日来本院就诊，以"眩晕待查"入院接受进一步诊疗。患者发病以来无发热、耳痛及耳流脓史。既往史：无慢性耳病史、偏头痛病史、手术外伤史、耳毒性药物应用史及家族遗传性疾病史。入院查体：体温36.5℃，脉搏56次/分，呼吸18次/分，血压125/85mmHg。全身常规查体及耳科查体无异常发现。辅助检查如下。电测听：双耳听力曲线正常。眼震电图：自发性眼震阴性。跟踪试验为Ⅲ型。温度试验：显示双侧前庭功能低下。位置性试验：左 Dix – Hallpike 试验诱发顺时针扭转性眼震，无明显潜伏期，眼震持续时间大于 100秒，右 Dix – Hallpike 试验阴性，左右两侧滚转试验阴性。头颅 MRI及增强扫描（图 9）：第四脑室右侧见类圆形占位性病变，呈等 T_1 稍长 T_2 信号影，大小约 1.4cm × 1.1cm × 1.6cm，第四脑室及中脑导水管下段受压，周围见片状长 T_1 长 T_2 水肿，累及右侧大脑脚；MRI 增强示病灶明显强化，第四脑室内另见两个小强化结节影，直

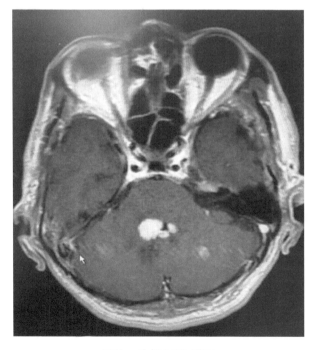

图 9　头颅 MRI 增强

径 4~5mm。临床诊断为中枢性阵发性位置性眩晕（central paroxysmal positional vertigo，CPPV）、小脑（第四脑室）肿瘤。予以患者手术治疗，术后病理及基因诊断为小脑（第四脑室）非霍奇金淋巴瘤。

病例分析

患者为老年男性，诉头晕及反复位置性眩晕发作 3 个月，眩晕发作时伴恶心、呕吐，但无明显耳鸣及听力下降，曾被外院诊断为 "BPPV"，并给予复位治疗但无效。入院后检查：患者视跟踪试验为Ⅲ型，左侧 Dix-Hallpike 试验阳性，除表现有位置性眩晕症状外，患者呈现顺时针方向扭转性眼震，无明显潜伏期，眼震持续时间大于 100 秒。基于患者反复位置性眩晕发作病史及临床表现，首先考虑其可能患有 BPPV，因该病为临床最常见的位置性眩晕疾病，但患者视跟踪试验为Ⅲ型，一侧 Dix-Hallpike 试验虽为阳性，但其位置性眼震为非典型 BPPV 眼震表现，而表现为单纯扭转性眼震，无明显潜伏期，眼震呈持续性（>100 秒），且患者曾按 BPPV 给予多次复位治疗无效，遂怀疑患者可能系中枢性位置性眩晕/眼震，给予影像学检查以排除中枢性病变。头颅 MRI 及增强显示小脑（第四脑室）肿瘤性占位性病变。给予患者手术治疗，术后病理及基因诊断证实为小脑（第四脑室）非霍奇金淋巴瘤。

病例点评

位置性眩晕或眼震多为前庭外周病变所致，尤常见于 BPPV，但部分位置性眩晕或眼震也可由中枢病变所引起，即表现为所谓的中枢性位置性眩晕或眼震，快速精确地区分中枢性和周围性眩晕或眼震十分重要。中枢性位置性眩晕或眼震虽远不及 BPPV 常见，但其发作性、位置性、临床表现及变位试验的特点等与 BPPV 可十分相似，需予以警惕与鉴别。中枢性位置性眩晕或眼震于 1957 年首先由 Riesco - Macllure 所描述，后逐渐被认识，由于易误诊为BPPV，故必须引起临床医生的广泛注意。导致中枢性眩晕或眼震的常见疾病主要包括：①脑肿瘤，如小脑及第四脑室肿瘤，包括听神经瘤或桥小脑角肿瘤；②脑血管病，如后循环缺血、第四脑室背外侧梗死、小脑或脑干出血等；③其他中枢神经病变。临床中需对表现为位置性眩晕或眼震患者进行详细检查诊断及鉴别，以防误诊或漏诊而延误治疗。

参考文献

1. Brandt T, Dieterich M. The dizzy patient: don't forget disorders of the central vestibular system. Nat Rev Neurol, 2017, 13 (6): 352 - 362.

2. Brozovich A, Ewing D, Burns E, et al. Primary CNS lymphoma arising from the 4th ventricle: a case report and review of the literature. Case Rep Oncol Med, 2019, 2019: 2671794.

3. Cho BH, Kim SH, Kim SS, et al. Central positional nystagmus associated with cerebellar tumors: clinical and topographical analysis. J Neurol Sci, 2017, 373: 147 - 151.

4. Macdonald NK, Kaski D, Saman Y, et al. Central positional nystagmus: a systematic literature review. Front Neurol, 2017, 8: 141.

5. Power L, Murray K, Drummond KJ, et al. Fourth ventricle ependymoma mimicking benign paroxysmal positional vertigo. Neurology, 2018, 91 (7): 327 - 328.

014. 以位置性眩晕为主诉的第四脑室髓母细胞瘤 1 例

病历摘要

  患者，女，29 岁。主诉：发作性眩晕 3 个月。现病史：近 3 个月来，患者反复出现发作性眩晕，其眩晕发作多与体位、头位改变有关，平躺时较重，翻身后明显好转，眩晕发作时出现视物平移感，持续约数秒，不伴恶心、呕吐，无耳鸣、耳闷与听力下降症状，也不伴有头痛及畏光、畏声，无双眼凝视、抽搐、眼前亮点、黑矇、复视等症状，发病以来偶有右上肢麻木感、走路偏斜，但无呼吸困难、大小便失禁、共济失调、肢体运动障碍、面部麻木不适、意识障碍等症状。既往史：有偏头痛病史，头痛呈紧箍感，右侧为著，中度疼痛，有时伴恶心、畏光、畏声，未行特殊治疗。无高血压、糖尿病、心脏病等病史。无吸烟及饮酒史。其父亲有偏头痛病史。2015 年 9 月 17 日入院，查体：体温 35.9℃，脉搏 76 次/分，呼吸 18 次/分，血压 110/78mmHg。神经系统：神志清楚，言语流利，颅神经检查正常，四肢肌力及肌张力正常，双侧肱二头肌反射对称存在，双侧巴宾斯基征、克氏征、布氏征均为阴性，昂伯试验阴性，但昂伯加强试验阳性，向左侧倾倒。辅助检查：纯音测听示双耳平均听阈正常。声导抗检查双耳鼓室图均呈正常 A 型曲线。听觉脑干诱发电位：双耳反应阈值 30dBHL，各波分化良好，

Ⅰ～Ⅴ波间期正常。双耳耳蜗电图正常。视动性眼震试验无异常。凝视试验阴性。温度试验：$CP(R)=23.7\%$，示右侧水平半规管功能减弱。旋转急停试验：顺时针旋转急停呈左向眼震，眼震慢相速度为 $12.6°/s$，逆时针旋转急停见右向眼震，眼震慢相速度为 $38.1°/s$，$CP=50.1\%$，提示双侧水平半规管旋转急停眼震慢相速度明显不对称。变位试验：Dix - Hallpike 试验和滚转试验呈阴性。平衡功能检查：静态姿势（睁眼），重心分布为前后型，动摇总轨迹长 15.3cm；静态姿势（闭眼），重心分布为中心型，动摇总轨迹长 19.9cm；站立于海绵垫上（睁眼），重心分布为中心型，动摇总轨迹长 14.7cm；站立于海绵垫上（闭眼），重心分布为前后型，动摇总轨迹长 41.5cm。视测距障碍试验双侧正常。视跟踪试验Ⅱ型。血、尿、便常规、凝血四项、生化全项未见异常。入院初诊考虑为非典型良性阵发性位置性眩晕，给予试复位治疗，无明显效果；患者存在家族性偏头痛病史，考虑前庭性偏头痛，给予改善循环及钙离子通道拮抗剂治疗，亦效果欠佳；入院第 4 天头颅 MRI 检查于第四脑室见一类椭圆形等 T_1 稍长 T_2 信号影，信号不均，内可见片状更长 T_1 更长 T_2 信号影，边界尚清，大小约 38.2mm × 23.3mm × 27.5mm，前方脑干受压，第四脑室、幕上第三脑室、双侧侧脑室略扩张；头颅增强 MRI：第四脑室显示富血供肿瘤，考虑室管膜瘤可能性较大（图 10）。神经外科会诊意见：建议手术治疗。患者及其家属当时不愿意手术治疗而出院。其后随访患者称于外院接受了第四脑室肿瘤切除及术后放射治疗，术后病理诊断为髓母细胞瘤，术后患者位置性眩晕及右上肢麻木、走路偏斜症状消失，但遗留言语不清等术后并发症。

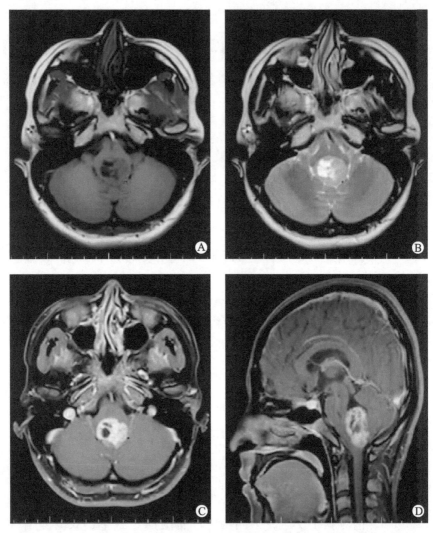

A. T_1WI 增强；B. T_2WI 增强；C. 轴位增强；D. 矢状位增强。第四脑室底可见一团块状长 T_1 长 T_2 信号，信号欠均匀，其内可见条管状流空血管影，第四脑室、延髓、相邻小脑半球明显受压，增强扫描病灶可见明显不均匀强化。

图 10　头颅 MRI 示第四脑室占位性病变

病例分析

　　该病例患者为青年女性，诉反复发作性眩晕 3 个月，其眩晕发作多与体位、头位改变有关，感觉平躺时较重，翻身后明显好转，

 笔记

眩晕发作时，出现视物平移感，持续约数秒，不伴恶心、呕吐。患者眩晕发作呈阵发性位置性眩晕特点，但并非典型 BPPV 表现，且 Dix - Hallpike 试验和滚转试验呈阴性，故入院初考虑患者可能患有非典型性 BPPV，但试复位治疗并未收到明显的治疗效果。因患者有偏头痛病史及偏头痛家族史，考虑其眩晕发作也可能系前庭性偏头痛所致，并按前庭性偏头痛给予药物治疗，但效果亦不佳。由于患者发病以来偶有右上肢麻木、走路偏斜症状，为排除患者的眩晕症状是否系中枢性病变所致，患者入院后第 4 天予以头颅 MRI 检查，结果显示第四脑室可见 38.2mm×23.3mm×27.5mm 类椭圆形占位性病变，伴有前方脑干受压，第四脑室、幕上第三脑室、双侧侧脑室略扩张，头颅增强 MRI 示第四脑室存在丰富血供的肿瘤，考虑室管膜瘤可能性较大，神经外科会诊后建议手术治疗。患者出院后遂在其他医院接受第四脑室肿瘤切除及术后放射治疗，术后病理诊断证实为髓母细胞瘤，术后其位置性眩晕及右上肢麻木、走路偏斜症状消失。患者的中枢性位置性眩晕或眼震的病因得以明确，即由第四脑室髓母细胞瘤所致。

病例点评

位置性眩晕是一种常见的眩晕症状，因头位或体位变化引起的眩晕发作常伴有位置性眼震，位置性眩晕或眼震多为外周性，最常见于 BPPV，位置性眩晕或眼震也可由中枢性病变引起，中枢性位置性眩晕或眼震常由小脑或脑干病变如小脑肿瘤和小脑梗死所致，听神经瘤或桥小脑角肿瘤也可表现为位置性眩晕，中枢性位置性眩晕或眼震表现有时颇似 BPPV。中枢性位置性眼震不同于 BPPV 的眼震特点，中枢性位置性眼震常无明显的潜伏期，多呈持续性，无渐强渐弱趋势，以垂直性位置性眼震多见，有时可为水平性或扭转性眼震。第四脑室占位性病变发生率较低，典型的临床表现为体位改变引起急剧头痛、呕吐、眩晕和意识障碍等症状，常伴跌倒发作及强迫头位，该患者平卧位时仅出现眩晕，侧卧位后好转，并未出现严重的头痛、呕吐症状。第四脑室肿瘤中室管膜瘤与髓母细胞瘤较为多见。髓母细胞瘤多见于儿童及青少年，源自小脑蚓部，富含血管组织，可见囊变坏死，强化较明显。临床医生在对位置性眩晕或眼震的诊疗过程中需提高对中枢性位置性眩晕或眼震的认识与鉴别，注意与其他表现为位置性眩晕或眼震疾病尤其是 BPPV 的鉴别。对眩晕症状不典型或变位试验检查不肯定、复位治疗效果不佳的患者，应进行全面细致的查体，辅以必要的头颅 MRI 检查以明确诊断。该患者因变位试验不典型，查体昂伯加强试验(+)，左侧倾倒，考虑中枢性疾病，通过进一步的头颅 MRI 检查得以明确诊断，使患者得到及时治疗。

参考文献

1. Cho BH, Kim SH, Kim SS, et al. Central positional nystagmus associated with cerebellar tumors: clinical and topographical analysis. J Neurol Sci, 2017, 373: 147 - 151.

2. Macdonald NK, Kaski D, Saman Y, et al. Central positional nystagmus: a systematic literature review. Front Neurol, 2017, 8: 141.

3. Power L, Murray K, Drummond KJ, et al. Fourth ventricle ependymoma mimicking benign paroxysmal positional vertigo. Neurology, 2018, 91 (7): 327 - 328.

笔记

015 小脑肿瘤致中枢性阵发性位置性眩晕 1 例

病历摘要

患者，女，27 岁。主诉：体位变化诱发性眩晕反复发作 2 年余。现病史：患者 2 年前开始反复出现短暂性眩晕发作，多于起床、卧床时发生，眩晕发作通常持续数十秒，感视物旋转，伴恶心但未发生呕吐，不伴有耳鸣、耳闷、听力下降等耳部症状，亦不伴头痛、抽搐、意识障碍症状，无复视、饮水呛咳、构音障碍等其他颅神经症状。曾在当地医院就诊，位置试验呈阳性，被诊断为良性阵发性位置性眩晕：左后半规管管石症型，给予耳石复位治疗，但眩晕症状无改善。于 2018 年 11 月 8 日来我院进一步诊治。既往史：发病前无头部外伤史，既往无晕车史，无头痛史，无晕车、头痛、头晕家族史。入院查体：全身一般体格检查无异常发现。耳科查体：外耳道与鼓膜无异常，自发眼震阴性。位置试验：平卧试验、右侧滚转试验、双侧 Dix – Hallpike 试验均可诱发垂直下跳性眼震，眼震无潜伏期，呈阵发性，持续时间约 15 秒。虽患者表现为类似于 BPPV 的阵发性位置性眩晕症状，但其眼震表现特征提示为中枢性眼震，仔细阅读患者于 2018 年 3 月 10 日在外院所行原有头颅 MRI，发现其小脑蚓部存在可疑占位性病变（图 11）。遂行颅脑 MRI 增强扫描，提示小脑蚓部可疑异常信号，经进一步颅脑磁共振

笔记

波谱分析（magnetic resonance spectroscopy，MRS），显示小脑蚓部病灶区 Cho 升高，NAA 降低，其影像学特点符合低级别胶质瘤。北京数家知名医院 4 位专家对该患者进行了会诊，但诊疗意见不尽一致。其中，专家一认为，"小脑蚓部占位，需要病理诊断，可采取两种选择，一是穿刺取病理；二是因病灶不大，可直接手术切除，术后病理诊断"。专家二的意见是"建议手术，术后对生活、生育没有影响"。专家三则"不建议手术，原因一是小脑蚓部术后会引起眩晕加重，二是颅内低级别肿瘤术后有可能长得更快"。专家四认为"是小脑蚓部肿瘤引起的眩晕，不建议手术，原因：①术后眩晕会加重；②病变区域对维持平衡有作用；③肿瘤生长有可能进展缓慢，可随诊观察，建议予以氯硝西泮、托吡酯片等药物治疗"。综合考虑专家的会诊意见，患者决定暂不手术，因担心药物不良反应也未使用药物。随访半年，一直正常工作生活，眩晕症状表现同前，但发作略加频繁，每晚或有发作。

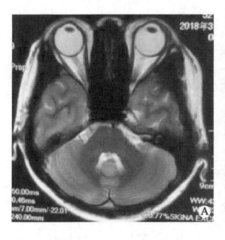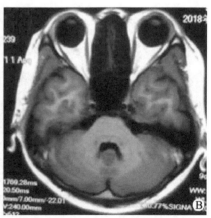

A. T₂ 像；B. T₂ Flair 像。

图 11 头颅 MRI

病例分析

　　患者为青年女性，自诉反复发作性眩晕病史 2 年余，其眩晕发作与身体位置改变有关，常于起床、卧床时发生，持续时间短暂，仅约数十秒。除发作性位置性眩晕症状外，患者未表现有其他神经科症状。在当地医院就诊，位置试验显示阳性，而被诊断为良性阵发性位置性眩晕，但经耳石复位治疗，患者眩晕症状无改善。该患者入院后初诊亦考虑为 BPPV，该病是最常见的外周前庭性疾病，是一种相对于重力方向的头位变化所诱发的、以反复发作性短暂性眩晕和特征性眼震为表现的外周性前庭疾病，常具有自限性，易复发。当具有典型的临床症状，结合位置试验出现的特征性眼震，该病多可明确诊断。其中典型后半规管 BPPV 在 Dix－Hallpike 试验中多表现为带扭转成分的垂直上跳性眼震；前半规管 BPPV 在 Dix－Hallpike 试验或正中深悬头位试验中则表现为带扭转成分的垂直下跳性眼震，若扭转性眼震成分较弱，可仅表现为垂直下跳性眼震。本例患者自发眼震阴性，但在平卧试验、右侧滚转试验、双侧 Dix－Hallpike 试验等多个变位试验中均呈现垂直下跳性眼震，眼震没有潜伏期，其眼震主要特点不符合后半规管或前半规管 BPPV 眼震特征，而似中枢性位置性眼震。仔细阅读患者半年前于外院就诊时所行头颅 MRI，发现其小脑蚓部存在占位性病变。进一步经颅脑 MRI 增强与 MRS 示小脑蚓部病灶，影像学特点符合低级别胶质瘤。北京数家知名医院 4 位专家对该患者进行了细致的会诊，但诊疗意见不尽一致。有专家认为，"小脑蚓部占位，需要病理诊断，可采取两种选择，一是穿刺取病理；二是因病灶不大，可直接手术切除，术后病理诊断"；有专家"建议手术，术后对生活、生育没有影响"；也有专家"不建议手术，因小脑蚓部术后会引起眩晕加重，颅内低级别肿瘤术后有可能长得更快"；亦有专家认为"系小脑蚓部肿瘤引起的眩晕，不建议手术，原因：①术后眩晕会加重；②病变区域对维持平衡有作用；③肿瘤生长有可能进展缓慢，可随诊观察，建议予以氯硝西泮、托吡酯片等药物治疗"。患者考虑专家的会诊意见后不意接受手术治疗，也因担心药物不良反应而未采用药物治疗，而接受随访观察，诊断后 6 个月患者可坚持正常工作与生活，仍表现有眩晕症状且发作频繁。

🔟 病例点评

依据患者的临床表现，首先需要考虑患者是否存在以下常见的眩晕性疾病。①BPPV：尽管患者非 BPPV 好发年龄，但因表现有体位变化诱发性眩晕反复发作 2 年余，短暂性眩晕发作多于起床、卧床时发生，且其症状特点与持续性 BPPV 十分相似，且位置试验阳性，故被当地医院诊断为 BPPV，但经耳石复位治疗其眩晕症状无改善，故需考虑其他可能病因的存在。②前庭性偏头痛：部分前庭性偏头痛患者也可表现为位置性眩晕症状，例如位置性眼震，甚至 Dix – Hallpikes 试验呈阳性，对患者头痛症状、头痛病史、运动病病史及有关头痛、运动病家族史的问诊十分重要。该患者无相关头痛伴发症状，故不考虑前庭性偏头痛的诊断。③梅尼埃病：少数梅尼埃病患者也可表现有位置性眩晕症状及位置性眼震，但该患者不伴有耳聋、耳鸣、耳闷胀感等耳蜗症状，不支持梅尼埃病的诊断。④中枢性位置性眩晕与眼震：因患者无头痛、抽搐、意识障碍症状、复视、饮水呛咳、构音障碍等其他颅神经症状，临床医生不容易考虑到患者的位置性眩晕与眼震表现系中枢占位性病变所致。但患者多个位置试验均可诱发垂直下跳性眼震，其眼震表现特征提示为中枢性位置性眼震。仔细阅读患者在当地医院所行头颅 MRI，发现其小脑蚓部存在有可疑占位性病变。中枢性阵发性位置性眩晕是一组中枢源性的阵发性位置性眩晕。常见的病变部位有四脑室背外侧部、小脑背蚓部、小脑小结叶和舌叶。如果位置试验诱发的眼震不符合相应半规管兴奋或抑制的表现，或者多个位置试验中出现位置性眼震但无法确定责任半规管，应注意及时进行头颅 MRI 检查，以除外中枢性病变尤其是占位性病变所引起的中枢性位置性眩晕。该病例患者通过进一步的颅脑 MRI 及 MRS 证实小脑蚓部病变的存在，影像学特点则符合低级别胶质瘤。经多家医院知名专家会诊，患者接受了观察随访的诊疗意见。随访半年时，患者可进行日常工作及生活，但其眩晕症状持续且发作频繁。日后应密切随访，必要时可考虑干预治疗。

参考文献

1. Bhattacharyya N, Gubbels SP, Schwartz SR, et al. Clinical practice guideline：benign paroxysmal positional vertigo（update）. Otolaryngol Head Neck Surg, 2017, 156（3）：403 – 416.

2. Cho BH, Kim SH, Kim SS, et al. Central positional nystagmus associated with cerebellar tumors：clinical and topographical analysis. J Neurol Sci, 2017, 373：147 – 151.

3. Macdonald NK, Kaski D, Saman Y, et al. Central positional nystagmus：a systematic literature review. Front Neurol, 2017, 8：141.

4. Power L, Murray K, Drummond KJ, et al. Fourth ventricle ependymoma mimicking benign paroxysmal positional vertigo. Neurology, 2018, 91（7）：327 – 328.

5. Young AS, Lechner C, Bradshaw AP, et al. Capturing acute vertigo：A vestibular event monitor. Neurology, 2019, 92（24）：e2743 – e2753.

016 表现为反复发作性眩晕的鞍区脑膜瘤 1 例

病历摘要

患者，女，63 岁。主诉：反复发作性眩晕 20 年。现病史：患者于 20 年前无明显诱因突发眩晕，感视物旋转，眩晕症状持续数分钟后自行缓解，原因不清也未予以特殊治疗。此后每隔几年出现一次眩晕发作，症状同前。患者追述在出现眩晕发作前 4 ~ 5 年即开始出现右耳耳鸣症状，但出现眩晕后其耳鸣症状并无明显加重。16 年前始出现右耳听力下降，程度较轻未予以重视和处理，也未曾做过颅脑影像学检查。此次入院前 1 个月再次出现反复眩晕发作，每 1 ~ 2 天即有一次眩晕发作，且症状较前加重，眩晕症状持续 3 ~ 5 分钟后多可自行缓解，眩晕的发生与体位改变无明显关系，患者在多次眩晕发作时伴有坐姿不稳及跌倒。眩晕发作期间，患者的耳聋、耳鸣症状无加重，不伴有头痛、黑矇、复视、肢体麻木、乏力、抽搐、意识障碍等症状。眩晕发作间歇期患者无特殊不适，能从事日常事务。曾在本地某医院就诊，按"梅尼埃病"予以治疗，但其症状无改善。患者于 2018 年 11 月 21 日入院接受进一步诊疗。入院查体：一般查体及神经系统检查未见异常。耳科检查：双侧外耳道及鼓膜无异常，自发性眼震阴性。但患者在入院后某日曾于坐位向左转头时突发眩晕伴坐势不稳及近乎跌倒，当时查体可见Ⅲ°

右向水平性眼震，持续约 1 分钟。入院后辅助检查如下。纯音测听：右耳 0.5 ~ 4kHz 平均听阈为 77.5dBHL，左耳听阈正常。声导抗：双耳鼓室图均呈正常 A 型曲线。右耳 0.5kHz、1kHz 声刺激镫骨肌声反射均未引出，左耳镫骨肌声反射正常。听觉脑干诱发电位：左耳阈值 30dBHL，右耳阈值 70dBHL，双耳 I ~ V 波分化尚好。颈性前庭诱发肌源性电位（cVEMP）检测：左侧 P_1 潜伏期 17.7ms，N_1 潜伏期 23.8ms，$P_1 - N_1$ 振幅 182.6μV；右侧 P_1 潜伏期 14.3ms，N_1 潜伏期 22.2ms，$P_1 - N_1$ 振幅 73.0μV，两侧不对称比 42.9。眼震图：自发性眼震阳性，为右向水平性眼震，慢相速度 5.9°/s。变位试验：平卧试验呈现右向水平性眼震，慢相速度 6.0°/s；左侧滚转试验和左侧 Dix - Hallpike 试验均呈现右向水平性眼震伴垂直下跳性眼震，右向水平性眼震慢相速度分别为 5.9°/s 和 6.1°/s，而右侧滚转试验和右侧 Dix - Hallpike 试验均为阴性。速度阶梯试验：提示两侧水平半规管旋转急停眼震慢相速度接近，CP 值为 13.2%。摇头试验：呈现右向水平性眼震，慢相速度 14°/s。温度试验：右侧半规管轻瘫（CP = 25%），提示右侧水平半规管功能减弱。视测距障碍试验：双侧欠冲。视跟踪试验：为 III 型曲线。视动性眼震试验：未见异常。凝视眼震：阴性。重心平衡测试：静态姿势图（睁眼和闭眼）重心均呈弥漫型，动摇总轨迹长度分别 63.7cm 和 71.7cm；海绵垫（睁眼和闭眼）重心亦均呈弥漫型分布，动摇总轨迹长度分别为 44.6cm 和 54.7cm。右侧耳蜗电图：SP/AP 比值为 0.58，头颅 MRI 平扫：鞍区见团状稍长 T_2 信号，信号较均匀，病灶包绕双侧海绵窦，脑桥左前缘稍受压，左侧三叉神经被完全包绕，左侧面听神经根部轻微受压，右侧面听神经走行结构正常，两侧耳蜗及半规管形态正常（图 12A）。头颅 MRI 增强：鞍区占位性病变，病灶显示较明显的均匀强化，病灶周边可见脑膜尾征，考虑脑膜瘤可能性大（图 12B）。肿瘤放疗科会诊意见：考虑脑膜瘤可能性大，建议手术及术后局部放射治疗。但患者不愿意接受手术及放疗，遂出院予以密切随访。

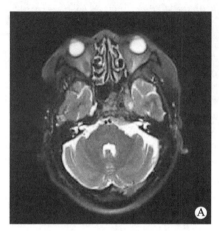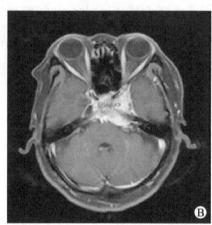

图 12　头颅 MRI 平扫和增强

病例分析

　　鞍区位于颅底部，解剖解构复杂，其上方有视交叉、大脑前动脉、前交通动脉，下方是鞍隔及垂体，前方是视神经，后方是垂体柄、漏斗，两侧为颈内动脉及后交通动脉。鞍区脑肿瘤因其周围复杂的神经血管关系而临床表现多样。鞍区脑膜瘤多缓慢起病，病程较长，发病初症状轻而常被忽视。随着时间推移，肿瘤缓慢生长，可包绕、压迫周围的神经、血管等结构，相继出现新的临床症状和体征，症状程度逐渐加重，总体表现为缓慢进展的病程。鞍区脑膜瘤多以视力障碍、头晕、头痛为首发症状，可有精神症状、癫痫发作、嗅觉减退及闭经、泌乳、性欲减退等内分泌功能异常症状，而耳鸣、耳聋、眩晕症状较少见。本病例病程长达 20 余年，症状演变的顺序为：右耳耳鸣、发作性眩晕、右耳耳聋、眩晕发作频率增加伴发作性坐姿不稳、跌倒。因耳鸣、耳聋症状起病隐袭，程度较轻不影响其日常生活，患者未在意，而是以发作性眩晕为主诉就诊于眩晕门诊。无头颅 MRI 检查资料的情况下，本病例的眩晕发作性症状符合可能的前庭阵发症诊断，右耳耳聋、耳鸣原因不明。而本病例头颅 MRI、内听道 MRI + 头颅 MRA 所示脑膜瘤病灶及其与周围神经关系可解释患者所有症状、体征，故我们以一元论原则诊断为鞍区脑膜瘤。目前脑膜瘤的治疗策略多参照美国国立综合癌症网络（National Comprehensive Cancer Network，NCCV）及欧洲神经肿瘤协会（European Association for Neuro - Oncdogy，EANO）发布的指南，在世界卫生组织分级基础上确立治疗方案，用 Simpson 分级标准衡量手术切除程度。对有症状的脑膜瘤，手术切除为首选治疗方法。以最大限度保存神经功能、尽可能彻底切除肿瘤组织为手术原则，对手术后残余肿瘤及复发肿瘤予以介入或放射治疗。本例脑膜瘤所致神经功能缺损持续加重，而患者一般情况良好，故有明确手术指征。鉴于肿瘤位于鞍区的特殊解剖位置、与周围血管神经的密切关系及瘤体的大小，手术无法达到肿瘤完全切除，故建议采用手术 + 放疗的治疗方案。

病例点评

鞍区位于颅底，其周围组织复杂的解剖结构对鞍区脑膜瘤的生长方式及临床表现有很大的影响，因此鞍区脑膜瘤可出现多种临床症状、体征，手术治疗的难度也因其与周围血管、神经复杂的解剖关系而增大。随着肿瘤生长进程的推进，鞍区脑膜瘤包绕、压迫的神经、血管越多，与周围血管、神经的关系越密切，手术难度越大，手术并发症越多，手术效果越差。因此，及早发现肿瘤是临床医生的重要任务。但鞍区脑膜瘤发病初症状轻，进展慢，早期症状容易被患者及医生忽略，头颅 MRI 为不可或缺的诊断依据。因此，如何避免早期症状的漏诊，并梳理漫长病程中各种症状的内在联系，从而导出做颅脑影像学检查的临床决策，是临床医生的一项基本功。从眩晕科学的角度看，颅脑影像学检查对眩晕患者诊断的重要性仍在本病例中得到很好的体现。患者以发作性眩晕为主诉就诊，眩晕病史长达 20 年，直至本次就诊首次行头颅 MRI 检查，方发现阵发性眩晕的病因为鞍区脑膜瘤，属于中枢性眩晕，即所谓恶性眩晕。脑膜瘤属于慢性病程，可见既往未行颅脑影像学检查延误了发现肿瘤的时机。颅脑影像学检查是否应作为筛查中枢性头晕或眩晕的常规方法及适应证，值得进一步研究。

参考文献

1. Karsy M, Sonnen J, Couldwell WT. Coincident pituitary adenoma and sellar meningioma. Acta Neurochir（Wien），2015，157（2）：231－233.

2. 伍敏，霍钢，杨刚，等. 鞍区脑膜瘤的临床特征及手术治疗策略. 重庆医科大学学报，2015，40（1）：88－91.

017 听神经瘤术后平衡功能障碍前庭康复1例

病历摘要

患者，男，39 岁。主诉：左耳听力下降、耳鸣 1 月余。现病史：患者 1 个月前开始出现左耳听力下降，伴有持续性耳鸣，耳鸣呈"吱吱声"。右耳无明显听力减退及耳鸣。患者无眩晕或头晕症状，亦无头痛症状。发病以来无黑矇、意识障碍、肢体麻木与运动障碍、言语障碍等表现。于 2017 年 4 月 11 日入院接受进一步治疗。既往史：无放射线暴露史，无肿瘤病史。入院查体：一般情况好，全身查体及神经系统检查未见阳性体征。耳科检查：双侧外耳与鼓膜正常，乳突区无红肿和压痛。纯音测听：左耳呈感音神经性聋，0.5kHz、1kHz、2kHz 和 4kHz 纯音气导听阈分别为 20dBHL、60dBHL、70dBHL 和 75dBHL；右耳听力基本正常。声导抗：双耳鼓室压图均呈 A 型曲线；耳声发射：右耳瞬态耳声发射和畸变耳声发射均可引出，左耳瞬态耳声发射和畸变耳声发射则未引出。听觉脑干诱发电位：左耳反应阈值 80dBHL，Ⅲ、Ⅴ 波轻微延迟；右耳反应阈值 30dBHL，Ⅰ~Ⅴ 波潜伏期均正常。前庭功能检查：自发眼震阴性。冷热试验：左侧水平半规管功能减弱，半规管轻瘫（CP = 50%）。颞骨 CT：未见异常。内听道 MRI：左侧听神经走行区示占位性病变。增强 MRI：左侧听神经走行区示良性占位性病变，约 13mm × 19mm，考虑为听神经瘤，瘤内伴有囊性变（图 13）。临床诊断：左侧听神经瘤。患者接受全麻乙状窦后入路听神经瘤切除手术。术后病理：左侧听神经鞘瘤。患者术后左耳全聋，伴头晕及走路不稳，但无视物旋转感，予以前庭康复锻炼，不稳症状逐渐减轻。术后 1 年电话随访，患者除左耳聋外，不稳症状明显好转，头部 CT 未见肿瘤复发。

🔬 病例分析

该病例患者左耳鸣伴听力下降 1 个月，其听力下降呈单侧渐进性，伴有耳鸣症状，其听力学检查示左耳高频听力下降，听觉脑干

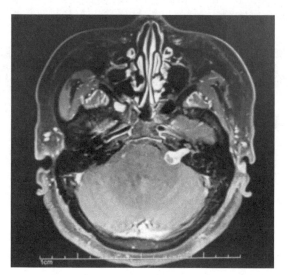

轴位 T_1 像显示左侧听神经瘤，大小约 13mm ×
19mm，累及内听道和小脑脑桥角，瘤内伴有囊性变。

图 13　颅脑增强 MRI

诱发电位检测示左耳反应阈值提高（80dBHL），Ⅲ、Ⅴ波略延后。前庭功能检查示左侧水平半规管功能减弱，但患者术前并无明显眩晕或头晕及平衡障碍症状。除位听神经外，无面神经、三叉神经及其他颅神经受损表现。内听道增强 MRI 显示内听道及小脑脑桥角占位性病变，影像学及临床诊断为（左侧）听神经瘤。检查提示其听神经瘤累及蜗神经及前庭神经。渐进性听力下降为听神经瘤最常见的临床表现，约占 95%；为蜗神经受压损伤或耳蜗血供受累所致，主要表现为单侧或非对称性渐进性听力下降，多先累及高频，但也可表现为突发性听力下降，其原因可能为肿瘤压迫所致的内听动脉痉挛或阻塞。耳鸣约占 70%，以高频音为主。眩晕可反复发作，大多为非真性旋转性眩晕，而以行走不稳和平衡失调为主，多出现在听神经瘤生长的早期，为前庭神经或迷路血供受累所致，症状可随前庭功能代偿而逐渐减轻或消失。根据瘤体大小划分，直径 < 2.5cm 者，为小听神经瘤。因听神经瘤已累及并压迫小脑脑桥角，

笔记

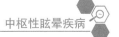

且呈囊实性，而选择手术治疗。术后患者表现有头晕及走路不稳等前庭功能障碍症状，经前庭康复锻炼，其症状逐渐减轻，术后 1 年不稳症状明显好转。

病例点评

听神经瘤，因大多来自前庭神经，也称前庭神经瘤，为良性肿瘤，占桥小脑角肿瘤的 80% ~ 90% 。听神经瘤可起源于位听神经的任何神经分支，肿瘤在增长过程中逐渐压迫周围重要结构及神经，包括位听神经、面神经、三叉神经、外展神经、后组颅神经、小脑、脑干等，从而产生相应的症状。早期因累及位听神经可表现为耳鸣、感音神经性聋、走路不稳等，中晚期可出现周围性面瘫等其他颅神经损伤症状。这些症状非特异性，易被忽视或误诊。该病例患者出现左耳鸣伴听力下降 1 月余，听力学检查示其左耳呈感音神经性聋，以高频听力下降为主，很容易被诊断为神经性耳聋、耳鸣。早期听神经瘤因瘤体较小往往不表现有内听道明显扩大，CT 可未见异常。而 ABR 和 MRI 对小听神经瘤的诊出率较高。在听神经发病早期，ABR 可作为其诊断筛选性试验，可显示有 V 波潜伏期延长。另外，因耳鸣症状未严重影响到患者的工作及生活而常常未能引起重视。单侧听力下降不伴耳鸣，或者单侧耳鸣而听力轻度下降，尤其是未伴有眩晕症状者，易被忽视。很多患者在打电话时才发现一侧耳聋。因此，对听神经瘤的早期表现应有足够的认识，以使之得到及时的诊疗。单侧耳鸣、单侧听力下降，尤其是中高频听力减退为主者，应高度警惕听神经瘤的可能。

笔记

参考文献

1. Mackeith SA, Kerr RS, Milford CA. Trends in acoustic neuroma management：a 20 – year review of the oxford skull base clinic. J Neurol Surg Part B Skull Base, 2013, 74 (4)：194 – 200.

2. McClelland S 3rd, Kim E, Murphy JD, et al. Operative mortality rates of acoustic neuroma surgery：a National Cancer Database analysis. Otol Neurotol, 2017, 38 (5)：751 – 753.

3. Monfared A, Corrales CE, Theodosopoulos PV, et al. Facial nerve outcome and tumor control rate as a function of degree of resection in treatment of large acoustic neuromas：preliminary report of the acoustic neuroma subtotal resection study (ANSRS). Neurosurgery, 2016, 79 (2)：194 – 203.

4. Tolisano AM, Burgos RM, Lustik MB, et al. Asymmetric hearing loss prompting MRI referral in a military population：redefining audiometric criteria. Otolaryngol Head Neck Surg, 2018, 158 (4)：695 – 701.

018　以位置性眩晕为首发症状的桥臂海绵状血管瘤 1 例

病历摘要

　　患者，女，65 岁。主诉：眩晕 6 个月，行走不稳伴呕吐半个月。现病史：患者 6 个月前于低头、抬头及变换体位时出现头晕症状，偶感视物旋转，自觉左耳听力减退，但无耳鸣、耳闷胀感等症状，近半个月来始出现行走不稳，伴呕吐。曾在当地医院诊断为颈椎病、脑供血不足，并给予对症治疗，效果不佳。于 2016 年 1 月 11 日来我院就诊。既往史：无高血压、糖尿病史，无抽烟、酗酒史。查体：全身体格检查未见明显异常。就诊前院外头颅 CT 检查未见明显异常。纯音测听：双耳轻度感音神经性聋，两侧基本对称，平均听阈均在 40dBHL 左右。听觉脑干诱发电位：右耳 80dBHL 短声刺激，可引出Ⅰ波、Ⅲ波、Ⅴ波，波形分化良好，潜伏期无明显延长；左耳 100dBHL 短声刺激，Ⅰ波、Ⅲ波、Ⅴ波均未引出。前庭功能检查：扫视试验、跟踪试验及视动试验均示正常；冷热实验结果无明显异常，固视抑制阳性。前庭自旋转试验（vestibular autorotation test，VAT）：水平增益增高，提示前庭中枢性损伤；双侧 Dix – Hallpike 试验均可诱发垂直性下跳性眼震，无扭转性眼震成分；仰卧滚转试验阴性。头颅内听道 MRI（图 14）：左侧桥臂处可见不均匀 T_1WI、T_2WI 混杂高信号影，病灶边缘见 T_2WI 低信号影，DWI 像呈稍高信号影，病灶边缘见低信号影围绕。MRI 诊断：左侧桥臂海绵状血管瘤。患者随即转入我院伽马刀治疗中心接受进一步治疗。2016 年 1 月 15 日在全麻下行开颅手术治疗，术后病理：海绵状血管瘤。1 个月后患者病情平稳出

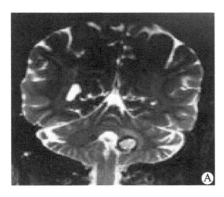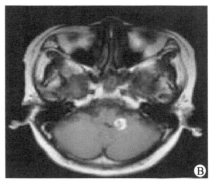

A. 冠状位；B. 水平位。

图 14　头颅内听道 MRI

院，未诉特殊不适。出院 3 个月后随访，患者既往症状消失，变换体位或头位时不再出现眩晕发作，复查 VAT 示水平通路前庭功能正常。目前患者情况良好。

病例分析

患者为老年女性，诉 6 个月前于低头、抬头及变换体位时开始出现位置性眩晕症状，自觉左耳听力减退，但无耳鸣、耳闷胀感等症状，近半个月来始出现行走不稳，伴呕吐。听力学检查结果显示，双耳纯音听阈轻度提高，但两侧听力基本对称。脑干听觉诱发电位检查：右耳未见明显异常，左耳 ABR 检测 I 波、Ⅲ 波、V 波均未引出，V 波消失提示可能存在听神经瘤或脑干肿瘤病变。VAT 亦提示前庭中枢性损伤。双侧 Dix – Hallpike 试验均可诱发垂直性下跳性眼震，而无扭转性眼震成分。故怀疑患者位置性眩晕或眼震可能系中枢性疾病所致，遂进行头颅内听道 MRI 检查并被诊断为左侧桥臂海绵状血管瘤。患者得到及时诊疗，并获得较好的治疗效果。

病例点评

海绵状血管瘤并非真正肿瘤，属于脑血管畸形，多数为先天性异常。海绵状血管瘤可发生于脑内任何部位，可引起癫痫、出血、神经功能缺失等，反复的颅内出血是该病引起症状的主要原因。脑干海绵状血管瘤约占颅内海绵状血管瘤的20%，多发生于脑桥。桥臂构成小脑中脚，为小脑与脑桥连接部。因第 V ~ Ⅷ 对颅神经核均居于脑桥，故桥臂病变可导致桥臂综合征，典型表现为病变侧三叉神经、展神经、面神经及前庭蜗神经受损症状。前庭耳蜗神受损可

笔记

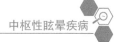
导致耳聋及平衡功能障碍。眩晕性疾病患病率高，病因及发病机制复杂，有时诊断和鉴别诊断颇为困难，一些颅内占位性病变所导致的中枢性眩晕，容易发生漏诊误诊，因此需增强对这类中枢性疾病所导致的位置性眩晕或眼震的认识与鉴别。

参考文献

1. Brandt T, Dieterich M. The dizzy patient：don't forget disorders of the central vestibular system. Nat Neurol Rev, 2017, 13（6）：352 – 362.

2. Choi JY, Kim JH, Kim HJ, et al. Central paroxysmal positional nystagmus：characteristics and possible mechanisms. Neurology, 2015, 84（22）：2238 – 2246.

3. Donnelly JP, Chancellor AM, El – Dieb A. Central cause of positioning vertigo. Pract Neurol, 2018, 18（6）：492 – 493.

4. Macdonald NK, Kaski D, Saman Y, et al. Central positional nystagmus：a systematic literature review. Front Neurol, 2017, 8：141.

019 小脑动脉瘤与急性小脑梗死致发作性眩晕1例

病历摘要

患者，男，31岁。主诉：发作性眩晕5天。现病史：患者5天前无明显诱因突发眩晕，视物旋转，伴恶心、呕吐、走路不稳，因症状持续不缓解，于我院急诊科就诊，给予血栓通、醒脑静等药物治疗后眩晕症状好转，但仍感头晕，活动时症状明显。2013年11月5日入院以进一步诊疗。患者发病以来无耳鸣、耳闷胀、听力下降等症状，也无头痛、黑矇、复视、面瘫、言语不利、四肢抽搐、意识障碍等神经科表现。既往史：以往身体健康，无高血压、高脂血症、心脏病等病史。入院查体：全身查体未见异常。双侧腱反射正常，病理反射未引出，指鼻试验、跟膝胫试验稳准。耳科查体：外耳道与鼓膜正常。纯音测听：双耳听力正常。声导抗检测：双耳鼓室曲线均呈正常 A 型曲线；双耳镫骨肌反射均可正常引出。听觉脑干诱发电位：双耳阈值 30dBHL，各波可引出，重复性好，Ⅰ~Ⅴ波间期正常。前庭功能检查：自发性眼震阴性。视眼动试验：正常。冷热试验：双侧水平半规管功能正常。VEMP：左耳振幅减弱，耳间不对称比 21.5%。变位试验：双侧 Dix - Hallpike 试验阴性；仰卧滚转试验阳性，可诱发变向性背地性水平性位置性眼震，即向左侧滚转时出现右向眼震，慢相速度 6.6°/s，向右侧滚转时出现左向眼震，慢相速度 8.8°/s。随即给予复位治疗，但治疗后仍有头晕不适感。心电图及心脏彩超检查无明显异常发现。头颅 MRI：显示小脑蚓部、左侧小脑半球急性梗死。神经内科会诊诊断为急性小脑梗死，给予依达拉奉、奥扎格雷钠、前列地尔注射液（凯时）、丁苯肽等药物治疗。进一步头颈部 CTA 检查提示左侧小脑后下动脉第四段呈梭形扩张，形成动脉瘤（图 15）。遂转入神经血管外科进一步检诊治疗。局麻全脑血管造影术显示左侧小脑后下动脉第四段动脉瘤，次日全麻下行颅内动脉瘤栓塞术，以弹簧圈闭塞小脑后下动脉动脉瘤载瘤动脉（图 16）。术后患者恢复良好。目前患者一般情况良好。

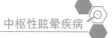

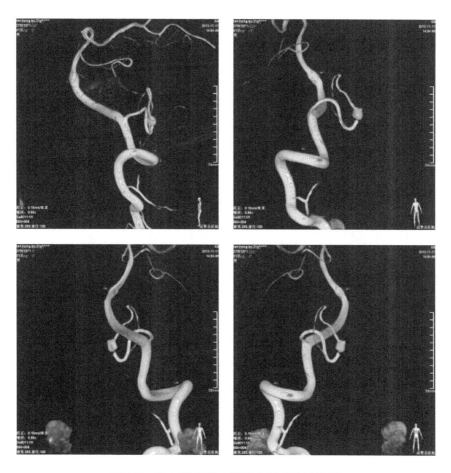

图 15　脑血管造影术提示左侧小脑动脉瘤

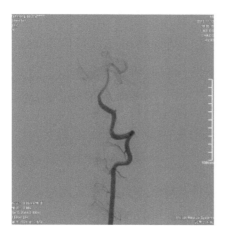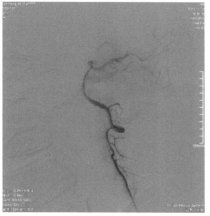

图 16　脑血管造影术及动脉瘤栓塞术

病例分析

　　该病例患者为青年男性，无明显诱因出现发作性眩晕5天，伴恶心、呕吐、走路不稳，因症状持续无明显缓解而就诊于急诊科，给予血栓通、醒脑静等药物治疗后其眩晕稍有好转，但头晕、走路不稳等症状仍持续存在。患者发病以来无听力下降、耳鸣、耳闷及头痛等症状。既往身体健康，无心脑血管病等危险因素。患者呈急性眩晕发作，首先考虑其眩晕发作是否由梅尼埃病、前庭性偏头痛、前庭神经炎及良性阵发性位置性眩晕等常见眩晕性疾病所致，并加以鉴别。梅尼埃病表现有反复眩晕发作，并伴有耳聋、耳鸣、耳闷等症状，其眩晕发作持续时间一般不超过12小时，通常听力检测显示有听力减退，但患者系首次出现发作性眩晕，且持续时间较长，也不伴有耳部症状，听力学检查示听力正常，故可排除梅尼埃病。前庭性偏头痛的主要临床症状就是反复发作性眩晕，并伴有偏头痛表现，该患者也不具有前庭性偏头痛的临床表现。前庭神经炎多为病毒感染所致，可有上呼吸道感染前驱表现，临床特征表现为严重的眩晕发作，伴明显的恶心、呕吐，平衡障碍症状较重，患者常因担心引发眩晕发作而不敢活动，其症状可在数日内逐渐减轻。但患者自发性眼震阴性，冷热试验示双侧前庭功能正常，故与前庭神经炎不符。患者仰卧滚转试验表现有变向性背地性水平性位置性眼震，似左侧水平半规管嵴帽结石症型BPPV的眼震表现，但BPPV以特异性头位变化所诱发的短暂性眩晕发作为特征，呈反复眩晕发作，每次发作一般不超过1分钟或略长于1分钟，而患者眩晕发作与头位变化关系不密切且呈持续性，似不支持BPPV的诊断。而变向性背地性水平性位置性眼震并非BPPV所特有，亦可见于一些中枢性病变。因此，通过影像学检查以确定上述眼震是否系中枢性病变所致，而头颅 MRI 显示患者存在显示小脑蚓部、左侧小脑半球的急性梗死，患者遂被确诊为急性小脑梗死并予及时治疗。进一步头颈部 CT 血管造影（CT angiography，CTA）检查及脑血管造影术显示左侧小脑后下动脉瘤，而在全麻下施以小脑后下动脉瘤栓塞治疗，以消除患者可能再发小脑梗死的隐患。术后患者恢复良好。

病例点评

小脑梗死是一种常见的中枢性疾病，为后循环脑梗死的常见类型，高血压、动脉粥样硬化、糖尿病、心脏病、心房纤颤、血脂异常及吸烟等是其常见的致病因素，少数病例与动脉瘤、血栓形成有关。一般将发生于小脑上动脉（superior cerebellar artery，SCA）、小脑前下动脉（anteriorinferior cerebellar artery，AICA）、小脑后下动脉远端及远离 Willis 环和椎 - 基底动脉干的动脉瘤称为远端动脉瘤。小脑动脉远端动脉瘤为一种罕见的颅内动脉瘤，易被漏诊。数字减影血管造影（digital substraction angiography，DSA）是诊断动脉瘤的金标准，可以清晰地显示动脉瘤的部位、大小、形态，还可以准确测量动脉瘤颈的宽度，判断动脉瘤的类型和动脉瘤与载瘤动脉及其分支间的空间解剖关系，为进一步选择治疗提供重要依据，积极有效地进行早期干预治疗，以避免后循环梗死再次发生。

参考文献

1. 陈元星，孙勍，石丽亚，等. 以孤立性眩晕起病的后循环梗死 11 例报告. 临床耳鼻咽喉头颈外科杂志，2018，32（7）：547 - 550.

2. Blasberg TF, Wolf L, Henke C, et al. Isolated transient vertigo：posterior circulation ischemia or benign origin. BMC Neurol, 2017, 17（1）：111.

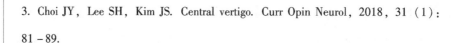

3. Choi JY, Lee SH, Kim JS. Central vertigo. Curr Opin Neurol, 2018, 31 (1): 81 - 89.

4. Doijiri R, Uno H, Miyashita K, et al. How commonly is stroke found in patients with isolated vertigo or dizziness attack. J Stroke Cerebrovascular Dis, 2016, 25 (10): 2549 - 2552.

5. 武琛, 孙正辉, 王芙昱, 等. 颅内远端动脉瘤的外科治疗. 中华医学杂志, 2014, 94 (9): 698 - 700.

020 小脑梗死致中枢性位置性眩晕 1 例

📋 病历摘要

患者, 男, 73 岁。主诉: 反复发作性眩晕 3 天。现病史: 3 天前患者在体位变化时出现眩晕发作, 伴恶心、呕吐, 曾在外院就诊, 按良性阵发性位置性眩晕给予耳石复位及口服甲磺酸倍他司汀药物治疗。患者因夜间起床如厕时突发严重眩晕, 伴恶心、呕吐, 并出现站立不稳及晕倒, 由急救车送至我院急诊就诊。患者发病以来未出现明显的听力下降和耳鸣, 无明显头痛和其他神经科症状。既往史: 患者既往有高血压和糖尿病史, 无冠心病史, 无外伤史, 也无耳科相关疾病史。急诊查体: 双外耳道通畅, 鼓膜完整, 标志清楚。变位试验: Dix - Hallpike 试验阴性; 仰卧滚转试验阳性, 双侧滚转试验均见背地性水平性眼震, 以右向滚转时眼震较显著, 持续时间超过 1 分钟。按水平半规管嵴帽结石症型 BPPV 尝试予以

笔记

Barbecue 法耳石复位治疗，但治疗后患者位置性眩晕症状未觉明显改善，眼震未见明显减弱，遂进一步进行听力学及前庭功能检查。纯音测听：呈老年性听力损失特点，呈轻度高频听力损失，双耳基本对称。声阻抗测试：双侧鼓室图均为 A 型曲线。眼震图检查：自发性眼震阳性，呈垂直上跳性眼震。可记录到垂直上跳性自发性眼震约3°/s（图 17）；扫视功能基本正常；视跟踪Ⅱ～Ⅲ级；视动眼震基本正常。温度试验：双侧水平半规管功能正常。视频头脉冲试验未见明显异常。怀疑患者可能为中枢位置性眩晕或眼震，遂行 MRI 检查，结果提示右侧小脑梗死灶，转神经内科给予扩血管、改善微循环药物治疗，1 周后患者位置性眩晕或眼震完全消失。1 个月后门诊复诊，未见复发。

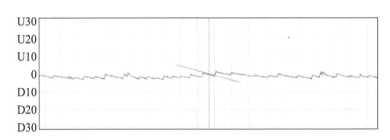

图 17　眼震图检查

病例分析

本病例患者系老年男性，表现为体位变化相关性眩晕症状，伴恶心、呕吐，发病以来未出现明显的听力下降和耳鸣症状，无明显头痛和其他神经科症状。曾在不同医院按 BPPV 两度接受复位治疗，但均未收到明显效果。患者因夜间起床如厕时突发严重眩晕，伴恶心、呕吐，并出现站立不稳及晕倒，由急救车送至我院急诊就诊。患者既往有高血压、糖尿病史等脑血管病危险因素。变位试验

Dix－Hallpike 试验阴性，但滚转试验呈阳性，向两侧滚转时均呈现背地性水平性眼震，持续时间超过 1 分钟，向右向滚转时眼震较显著，其眼震特点与水平半规管嵴帽结石症型 BPPV 眼震相似，按水平半规管嵴帽结石症型 BPPV 尝试予以 Barbecue 法耳石复位治疗，但治疗后患者位置性眩晕症状未觉明显改善，眼震未见明显减弱。进一步眼震图检查，患者表现有垂直上跳性自发性眼震，视跟踪Ⅱ～Ⅲ级，温度试验示双侧水平半规管功能正常，视频头脉冲试验未见明显异常，而提示患者的位置性眩晕或眼震可能系中枢性，通过进一步 MRI 检查发现小脑梗死的存在，经扩血管、改善微循环药物治疗，1 周后患者位置性眩晕或眼震完全消失。该病例因得到及时的诊断和治疗，收到较好的治疗效果。

病例点评

位置性眩晕或眼震可由外周性和中枢性病变所致，其中以外周性位置性眩晕或眼震为主，而中枢位置性眩晕或眼震相对少见。外周性位置性眩晕或眼震最常见于 BPPV，BPPV 也俗称"耳石症"，是最常见的外周性眩晕疾病，可占眩晕病例的 20%～40%。如熟悉 BPPV 的临床特点，其诊断并不困难，该病通过复位治疗也可获得良好的治疗效果。引发中枢性位置性眩晕或眼震的常见疾病包括：①后循环脑血管病，如小脑前下动脉梗死；②脑肿瘤，如小脑肿瘤；③多发性硬化；④家族性的共济失调等。中枢性位置性眩晕或眼震虽发病率较低，但因易被误诊为 BPPV，并可带来严重后果，故应引起临床医生的广泛注意，需对二者加以鉴别（表2）。虽然中枢性位置性眩晕或眼震患者多伴有神经科症状，但仍有少数患者仅表现为孤立性眩晕，即仅存眩晕症状而无神经科症状，其眩晕或眼震表现与 BPPV 十分相似，此类患者易发生漏诊、误诊，这就要求临床医生对位置性眩晕或眼震患者应详细地询问病史及查体，进行必要的听力学、前庭功能及影像学检查与评估，当遇有少见的或不典型的位置性眼震，应警惕存在中枢性位置性眩晕或眼震的可能，以使患者得到及时正确的诊断与治疗。

表 2　中枢性位置性眩晕和阵发性位置性眩晕的鉴别要点

眼震特征及症状	阵发性位置性眩晕	中枢性位置性眩晕
眼震潜伏期	0 秒至数秒	常无潜伏期
眼震持续时间	＜1 分钟（管结石症）；＞1 分钟（嵴帽结石症）	常呈持续性
眼震方向	Dix - Hallpike 试验呈垂直旋转性眼震（后半规管或上半规管 BPPV）；滚转试验呈向地性或背地性水平性眼震（水平半规管 BPPV）	单纯垂直性眼震或与头位变化诱发性眼震出现组合
疲劳性	大部分易疲劳	大部分疲劳性差
眩晕症状	眩晕大多在眼震消失后停止	眩晕与眼震不一定同步起止

参考文献

1. Blasberg TF, Wolf L, Henke C, et al. Isolated transient vertigo: posterior circulation ischemia or benign origin? BMC Neurol, 2017, 17 (1): 111.

2. 陈元星, 孙勍, 石丽亚, 等. 以孤立性眩晕起病的后循环梗死 11 例报告. 临床耳鼻咽喉头颈外科杂志, 2018, 32 (7): 547 - 550.

3. Choi JY, Lee SH, Kim JS. Central vertigo. Curr Opin Neurol, 2018, 31 (1): 81 - 89.

4. Doijiri R, Uno H, Miyashita K, et al. How commonly is stroke found in patients with isolated vertigo or dizziness attack. J Stroke Cerebrovascular Dis, 2016, 25 (10): 2549 - 2552.

5. Donnelly JP, Chancellor AM, El - Dieb A. Central cause of positioning vertigo. Pract Neurol, 2018, 18 (6): 492 - 493.

021 表现为急性耳蜗前庭综合征的基底动脉夹层动脉瘤与桥臂梗死1例

病历摘要

患者，男，54 岁。主诉：突发眩晕、听力下降及耳鸣 10 小时。现病史：患者于凌晨 3 点突发眩晕，视物旋转，并伴有右耳听力明显下降、耳鸣及恶心、呕吐症状，但无意识障碍、黑矇、复视、构音障碍、言语含糊等表现。因患者既往有高血压病史，急诊行头颅 CT 除外脑出血后，给予改善脑循坏、抗眩晕等药物治疗，但眩晕及耳部症状无明显改善，遂以突发性聋伴眩晕收入院。入院查体：精神差，一般系统检查未见异常，双侧额纹、鼻唇沟对称，双侧口角无歪斜，右侧面部感觉减退，左侧面部感觉正常。四肢肌力肌张力正常，共济试验正常。颈抵抗阴性，双侧巴宾斯基征阴性。神经耳科查体：自发性眼震阴性，双侧耳郭、外耳道、鼓膜无异常。辅助检查如下。纯音测听：右耳全聋，左耳平均听阈 17.5dBHL（10dBHL/0.5kHz、10dBHL/1kHz、5dBHL/2kHz、15dBHL/4kHz）。声导抗测听：双耳鼓室压图均呈正常 A 型曲线。镫骨肌反射：右耳同侧刺激未引出，对侧各频率可引出，左耳同侧刺激各频率可引出，对侧未引出。入院初步诊断：突发性聋伴眩晕。入院后经进一步头颅 CT 检查显示基底动脉区结节影，考虑基底动脉瘤。头颅 MRI 显示基底动脉夹层动脉瘤，右侧桥臂 DWI 稍高信号（图 18）。经神经血管外科会诊转入我科进一步检查诊断，数字减影全脑血管造影显示：颅内多发动脉瘤，基底动脉夹层动脉瘤，右侧小脑前下动脉闭塞。基底动脉高分辨率 MRI 成像显示：基底动脉夹层动脉瘤，真腔管壁厚薄不均，显示层面脑桥、右侧桥臂梗死（图 19）。患者被确诊为基底动脉夹层动脉瘤与急性桥臂梗死。遂行基底动脉夹层动脉瘤支架植入术治疗，术后予以抗血小板聚集、补液、营养神经、抗血管痉挛等对症支持治疗。经治疗后患者病情稳定，眩晕症状逐渐缓解出院，嘱患者出院后采用低盐低脂饮食，规律用药，控制血压，避免劳累、情绪激动，定期复查。基底动脉夹层动脉瘤支架植入术后 5 个月 DSA 复查显示手术效果理想，患者亦未再发眩晕，但右耳听力无明显改善。

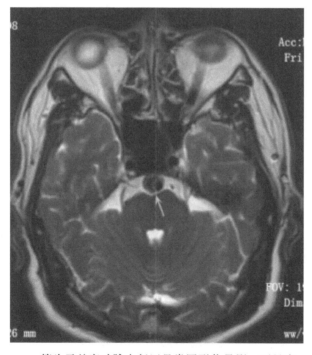

箭头示基底动脉走行区见类圆形信号影，可见夹层，假腔大于真腔，真腔管壁见环形短 T_1 稍长 T_2 信号影，假腔呈等 T_1 短 T_2 信号影，相邻脑桥受压。

图 18　颅脑磁共振成像

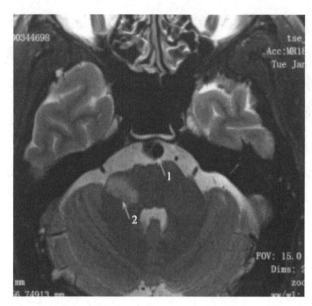

　　箭头 1 示基底动脉管腔增粗，可见夹层，假腔较大，呈弧形不均匀高低信号；箭头 2 示脑桥、右侧桥臂见斑点、斑片状长 T_1 长 T_2 信号。

图 19　血管高分辨磁共振成像

病例分析

　　该病例患者为中年男性，以急性突发性眩晕、右耳听力下降及耳鸣等症状急诊就医，无神经定位表现，因有高血压病史，在经急诊头颅 CT 除外脑出血后，给予改善脑循坏、抗眩晕等药物治疗，但眩晕及耳部症状无明显改善，遂被诊断为突发性聋伴眩晕收入院，听力学检查亦符合一侧感音神经性聋表现。但入院后再次头颅 CT 检查提示患者基底动脉区存在结节影而考虑为基底动脉瘤；头颅 MRI 显示基底动脉夹层动脉瘤，并显示有右侧桥臂 DWI 稍高信号（图 18）；数字减影全脑血管造影显示颅内多发动脉瘤，基底动脉夹层动脉瘤，右侧小脑前下动脉闭塞；基底动脉高分辨率 MRI 成像显示：基底动脉夹层动脉瘤，真腔管壁厚薄不均，显示层面脑桥、右侧桥臂梗死（图 19）。患者被明确诊断为基底动脉夹层动脉瘤与急性桥臂梗死。遂行基底动脉夹层动脉瘤支架植入术及后续治疗，并获得较好的治疗效果。基底动脉夹层动脉瘤支架植入术后 5 个月 DSA 复查显示手术效果理想，患者亦未再发眩晕，但右耳听力无明显改善。

病例点评

突发性聋的病因尚不十分清楚，目前主要有病毒感染和内耳供血障碍两个学说。部分突发性聋患者在发病前有上呼吸道感染病史。突发性聋伴眩晕的主要病因可能是内耳微循环障碍。一般认为，精神紧张、精神压力大、情绪波动、生活不规律、睡眠障碍等可能是突发性聋的主要诱因。《突发性聋的诊断和治疗指南》（2015）强调，突发性聋的原因不明，一旦找到其病因则应给出病因诊断，此时突发性聋仅是相关疾病的一个症状而不能作为诊断。故该病例患者患病初期依据其症状特点被诊断为突发性聋伴眩晕，待发现其突发听力减退的原因后遂更改诊断为：基底动脉夹层动脉瘤与急性桥臂梗死。

桥臂梗死属于后循环梗死，其症状多表现为头晕或眩晕、耳聋、耳鸣、肢体或头面部麻木、步态或肢体共济失调、Horner 综合征等症状与体征。桥臂的主要供血动脉来自于小脑前下动脉和小脑上动脉，以上供血动脉均由基底动脉分出，并且桥臂位于 AICA 和 SCA 供血的交界区，是 AICA 支配区的核心部位，也是 AICA 支配区缺血最易感区域，故桥臂是 AICA 梗死的影像诊断标志。当基底动脉主干狭窄或闭塞时，出现桥臂梗死。而内耳的血液供应主要来自基底动脉或 AICA 分出的迷路动脉，是唯一供应给内耳的终末动脉，周围无其他侧支循环。直接由基底动脉下段发出的迷路动脉占13.3%，起自小脑前下动脉的占86.7%，且大部分 AICA 于内耳孔外发出迷路动脉。由此可见，该例患者为急性桥臂梗死导致听力下降及眩晕症状，即表现为急性前庭耳蜗综合征，其桥臂梗死与基底动脉夹层动脉瘤有关。本病例患者以右耳听力下降、眩晕为主要症状，起病急，病程短，病因及诊断明确，积极治疗，病情得到较好的控制。此类病例应引起临床医生的重视，首先，听力下降伴眩晕不能单纯认为是周围性损伤，中枢性病变亦可出现前庭和耳蜗受损；其次，要重视眩晕患者的系统化评价，如眼震的观察与检测。该患者因自发眼震阴性且病因明确故未行进一步相关前庭功能检查，如摇头眼震、甩头试验、眼动检查等。对眩晕患者进行细致的床旁检查和系统化评价及借助辅助检查，则有助于明确诊断，避免误诊、漏诊，避免病情进展而危及生命。

参考文献

1. Choi KD, Lee H, Kim JS. Ischemic syndromes causing dizziness and vertigo. Handb Clin Neurol, 2016, 137: 317 – 340.

2. Kim HA, Lee H. Recent advances in understanding audiovestibular loss of a vascular cause. J Stroke, 2017, 19 (1): 61 – 66.

3. Newman – Toker DE. Missed stroke in acute vertigo and dizziness: it is time for action, not debate. Ann Neurol, 2016, 79 (1): 27 – 31.

4. Venhovens J, Meulstee J, Verhagen WI. Acute vestibular syndrome: a critical review and diagnostic algorithm concerning the clinical differentiation of peripheral versus central aetiologies in the emergency department. J Neurol, 2016, 263 (11): 2151 – 2157.

5. 中华耳鼻咽喉头颈外科杂志编辑委员会，中华医学会耳鼻咽喉头颈外科学分会. 突发性聋的诊断和治疗指南（2015）. 中华耳鼻咽喉头颈外科杂志，2015，50 (6): 443 – 447.

022 以突发性聋首诊的脑桥梗死 1 例

病历摘要

　　患者，男，58 岁。主诉：双耳听力下降半个月，眩晕伴右侧肢体麻木 2 天。现病史：患者以往曾因使用庆大霉素导致双耳听力减退，但半个月前劳累后感双耳听力进一步下降，在当地被诊断为突发性聋，2 天前突发眩晕，视物晃动，伴双耳耳鸣、耳闷胀感，右侧肢体麻木，走路不稳及右侧倾倒感，远处视物重影。既往有糖尿病史 6 年。查体：自发性眼震阴性，两侧肢体肌力 5 级，四肢肌肉张力正常，右侧肢体痛觉、震动觉较左侧减退，右侧跟膝胫及指鼻试验欠稳准。听力测定示双耳重度感音神经性聋，前庭功能检查正常。视动检查：两侧不对称，双侧增益均减低。颅脑 MRI：左侧脑桥近中线梗死，T_2WI、DWI 高信号，T_1WI 低信号（图 20）。诊断：急性脑桥梗死。经给予改善脑血液循环与脑代谢、营养神经、抗凝、降脂药等治疗后，患者右侧肢体肌力基本恢复正常，无复视及

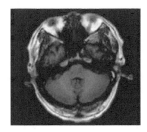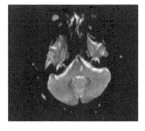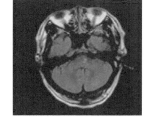

图 20　颅脑 MRI

其他特殊不适主诉，头晕减轻，但听力无明显改变。

病例分析

　　患者为中年男性，患者曾因使用庆大霉素导致双耳听力减退，半个月前劳累后突然感觉其听力进一步减退下降，在当地被诊断为突发性聋。而在 2 天前出现眩晕及耳鸣、耳闷症状，伴右侧肢体麻木、走路不稳及右侧倾倒感，并表现有复视症状。查体：自发性眼震阴性，两侧肢体肌力 5 级，四肢肌肉张力正常，右侧肢体痛觉、震动觉较左侧减退，右侧跟膝胫及指鼻试验欠稳准。听力测定示双耳重度感音神经性聋，前庭功能检查正常。视动检查：两侧不对称，双侧增益均减低。依据患者的症状、体征及现病史，且患者有糖尿病史 6 年，为发生脑卒中的危险因素，故考虑患者存在脑卒中的可能。遂行颅脑 MRI 检查，颅脑 MRI 显示患者左侧脑桥近中线梗死。随即患者被明确诊断为急性脑桥梗死。当前突发性聋诊疗指南对突发性聋的定义为：72 小时内突然发生的原因不明的感音神经性听力损失，至少在相邻两个频率听力下降≥20dBHL。所谓原因不明是指还未查明原因，一旦查明原因，就不再诊断为突发性聋，此时突发性聋只是疾病的一个症状。约有 1/3 的突发性聋患者可伴有眩晕或头晕、不稳等前庭症状。值得注意的是，某些急性脑血管病患者也可以突发性聋及眩晕为首发症状，其诊疗易被延误。多数患者首诊时只表现为听力改变及眩晕发作，无法在第一时间通过病史及查体区分其症状是由外周性还是中枢性疾病所致，而这中间则存在一定的风险，因为急性听力下降及眩晕发作也有可能是脑干梗死的信号。该患者因得到

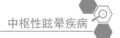

及时的诊疗，预后较好，其右侧肢体肌力基本恢复正常，复视症状消失，头晕症状也得到缓解。

病例点评

突发性聋是耳科常见疾病，但其病因及发病机制一直存在争议，目前多数学者认为与内耳循环障碍有关，所以当确诊为突发性聋时，应首先排除急性脑缺血或脑梗死。该病例患者通过头颅 MRI 检查使脑桥梗死得以被发现和诊断。脑桥血管供应源自基底动脉脑桥穿支，属于终末动脉，与内听动脉为同一供血系统，是脑干梗死的最常见部位。内听动脉来源于椎基底动脉系统，多数起源于小脑前下动脉，少数起源于小脑上动脉或基底动脉。小脑前下动脉闭塞造成的小脑脚或脑干梗塞可导致病灶侧眩晕、耳鸣、耳聋，病灶侧面部和对侧肢体感觉减退或消失，严重者可出现构音障碍、发音困难等。该例患者的首发症状为听力下降及眩晕发作，这是由于内听动脉是终末血管，没有侧支循环，且内耳在代谢上对缺氧环境耐受差，此外也与脑组织水肿的机械压迫、梗死灶波及位于脑干的前庭蜗神经核及传导纤维有关。当大的血管未发生病变仅有细小的血管痉挛或微小栓子栓塞时可无全身症状，但随着病情的进展，可出现四肢乏力、麻木、口角偏斜等颅神经症状，如患者其后即表现有面部与肢体麻木、复视症状等。

研究发现，有25%～53%的急性脑梗死与高血压、糖尿病、心脏病、吸烟等因素有关，这类疾病患者的内耳血管容易发生痉挛和形成血栓。患者有糖尿病病史，发生脑卒中的风险增加。因此，在临床上遇到此类突发性聋患者应进行相关的心脑血管评估。另外，

笔记

由于小脑和脑干的小灶性梗死的临床症状不典型，大多缺乏特征性的定位体征，除了根据临床症状及体征外，影像学检查也非常重要。其中，MRI 在缺血 4 小时后即可显示，相对于 CT，MRI 分辨率较高，敏感性较强，是诊断脑干梗死最有意义的检查手段。患者以突发性聋入院治疗，后续症状的出现被怀疑发生脑卒中，在治疗期间经头颅 MRI 检查被确诊为急性脑梗死，并得到及时有效的治疗。在其治疗方面，主要是采用溶栓、降低血黏度、改善循环、营养脑神经细胞等，增加脑血流量，减少血管痉挛引起的缺血性神经损伤，促进脑内能量代谢。患者因症状较轻，治疗及时，预后较好。

总之，突发性聋及眩晕发作可作为后循环梗死的前驱症状或主要症状，而脑损伤的症状、体征可不明显，也可能会延迟出现，神经内科及耳鼻喉科医生均应对此类病例予以重视，尤其是中老年发病的患者，除进行系统的听力学检查外，还应进行详细的系统查体，并依据病情进行颅脑 MRI 等辅助检查，积极查找脑血管病的危险因素并干预治疗，以减少误诊、误治。

参考文献

1. 戴晓蓉，张瑞，胡嘉云. 以单侧耳聋为前驱表现的后循环脑梗死 2 例. 中国神经精神疾病杂志，2013，39（12）：754 - 755.

2. Kim HA, Lee BC, Hong JH, et al. Long - term prognosis for hearing recovery in stroke patients presenting vertigo and acute hearing loss. J Neurol Sci, 2014, 339（1 - 2）：176 - 182.

023 以突发性聋伴眩晕为首发症状的后循环梗死 1 例

病历摘要

患者，男，54 岁。主诉：突发性眩晕伴左耳听力下降 3 天。现病史：患者 3 天前无明显诱因突发眩晕，伴左耳听力下降，无恶心、呕吐，尚可独立行走，无肢体活动障碍及感觉异常，无饮水呛咳及吞咽困难，无黑矇、复视症状，无意识障碍，急诊头部 CT 提示腔隙性脑梗死，诊断为突发性聋伴眩晕，于 2017 年 1 月 5 日急诊入院。既往史：高血压病史，未规律服用降压药物，未监测血压，否认有糖尿病、脑梗死病史，近期未诉心悸、胸闷、胸痛等不适，否认重大手术及外伤史，无肝病、结核病史，有青霉素过敏史。入院查体：体温 36.5℃，脉搏 80 次/分，呼吸频率 18 次/分，血压 180/120mmHg，神志清楚，言语流利，高级皮质功能正常，双侧瞳孔正大等圆，对光反射灵敏，双眼眼动正常，双侧额纹对称，示齿口角无偏斜，伸舌居中，双侧软腭上抬可，悬雍垂居中，咽反射存在，颈软，脑膜刺激征阴性，心、肺、腹部查体无异常，双下肢无水肿，四肢肌力 5 级，肌张力适中，腱反射对称适中，双侧巴宾斯基征未引出，双侧肢体皮肤针刺觉对称，共济运动协调。耳科查体：外耳道与鼓膜无异常，左耳听力下降，Rinne 试验气导大于骨导，Weber 试验音响偏向右侧，自发性眼震阴性。入院第 2 天，患者出现行走不稳，言语不清，饮水呛咳，右侧肢体麻木无力症状。查体：与入院时相比，血压

笔记

150/60mmHg，构音障碍，示齿口角左侧偏斜，咽反射减弱，右侧肢体肌力 5 级，右侧巴宾斯基征阳性，右侧肢体皮肤针刺觉减退，左侧共济运动不协调，余体征无明显变化。耳科查体：与入院时相比，水平凝视性眼震阳性，垂直凝视性眼震阳性。辅助检查如下。头颅MRI：左侧小脑、桥臂、脑桥、大脑脚、基底节及双侧额部显示多发异常信号，呈缺血、梗死灶，其中左侧小脑、桥臂、脑桥、大脑脚为新发病灶（图 21）。脑动脉造影：显示左侧椎动脉纤细，右侧椎动脉开口重度狭窄，基底动脉闭塞，双侧大脑后动脉不全开放（图 22）。纯音测听：左耳感音神经性耳聋。血管 B 超：右侧颈动脉窦部硬化斑，右侧锁骨下动脉起始段硬化斑。实验室检查：血常规未见明显异常，凝血功能大致正常，生化提示肝肾功能正常，血清总胆固醇（total cholesterol，TC）2.58mmol/L，肝油三酯（triglyceride，TG）0.77mmol/L，高密度脂蛋白胆固醇（high density lipoprotein cholesterin，HDL - C）0.67mmol/L，低密度脂蛋白胆固醇（low density lipoprotein cholesterin，LDL - C）1.36mmol/L，尿酸 223.6μmol/L，电解质大致正常，抗核抗体（ANA）阴性；抗磷脂抗体阴性；血清同型半胱氨酸升高（44.0μmol/L）。患者遂被诊断为后循环梗死。入院后给予抗血小板、降脂、活血化瘀等治疗，阿司匹林 100mg，每日 1 次；硫酸氢氯吡格雷 75mg，每日 1 次；阿托伐他汀 40mg，每晚 1 次。患者经治疗病情稳定后出院。

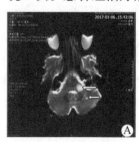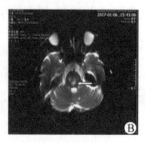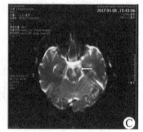

A. 箭头示左侧小脑及左侧桥臂新发梗死灶；B. 箭头示脑桥新发梗死灶；C. 箭头示左侧大脑脚新发梗死灶。

图 21　颅脑 MRI（DWI）

笔记

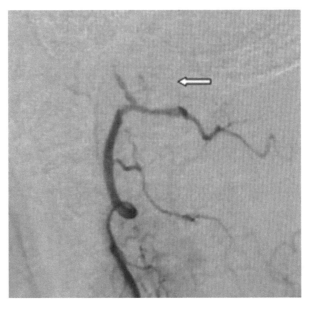

图22　脑动脉造影

病例分析

　　本病例患者为中年男性，主诉突发性头晕伴左耳听力下降3天，无肢体活动障碍、感觉异常、饮水呛咳、吞咽困难、复视及意识障碍等神经科症状，急诊头部CT提示陈旧性腔隙性脑梗死，诊断为突发性聋伴眩晕并入院治疗。患者既往有高血压病史，但用药不规律，也未进行血压监测，入院查体血压180/120mmHg。神经耳科查体除显示有左耳听力下降外，未见有其他神经科异常体征，自发性眼震亦呈阴性。但患者于入院次日即发病第4天开始出现行走不稳、言语不清、饮水呛咳、右侧肢体麻木无力等神经科症状。再次查体显示，患者血压150/60mmHg，表现有构音障碍，示齿口角左侧偏斜，咽反射减弱，右侧肢体肌力5级，右侧巴宾斯基征阳性，右侧肢体皮肤针刺觉减退，左侧共济运动不协调。耳科查体：

笔记

与入院时相比，出现水平凝视性眼震和垂直凝视性眼震阳性。头颅 MRI 显示：左侧小脑、桥臂、脑桥、大脑脚、基底节及双侧额部显示多发异常信号，呈缺血、梗死灶，其中左侧小脑、桥臂、脑桥、大脑脚为新发病灶。脑动脉造影显示左侧椎动脉纤细，右侧椎动脉开口重度狭窄，基底动脉闭塞，双侧大脑后动脉不全开放。纯音测听示左耳感音神经性耳聋。血管 B 超见右侧颈动脉窦部硬化斑，右侧锁骨下动脉起始段硬化斑。至此患者遂被确诊为后循环梗死。经抗血小板、降脂、活血化瘀等治疗，患者病情改善并稳定。

病例点评

突发性聋为耳鼻咽喉科常见病、多发病。突发性聋是指突然发生的、听力在 3 个或 3 个以上相连频率下降 30dBHL 以上的感音神经性耳聋，是耳鼻咽喉科常见急症，其发病率为（10～20）/100000，多数突发性聋为单耳发病，少数病例可双耳受累，除可伴有耳鸣症状外，约 30% 的突发性聋患者可伴有眩晕。突发性聋的病因尚不十分清楚，血管性病变为其发生的主要危险因素，突发性聋的病理机制可能与微血栓栓塞相关。

在临床工作中，也可见到突发性聋患者由于治疗效果不佳，甚至症状逐渐加重而就诊，完善检查后方明确其突发性聋系 AICA 急性梗死所致。AICA 多从基底动脉下 1/3 部位发出，供血区域包括小脑半球、脑桥被盖尾侧部、脑桥臂下部、绳状体及第四脑室外侧孔附近脉络丛。AICA 梗死的临床表现为眩晕、呕吐、眼震，同侧肢体小脑性共济失调，病灶侧周围性面瘫，同侧耳鸣、耳聋，病灶同侧面部和对侧肢体及躯干痛温觉障碍，同侧 Horner 征，可累及延髓和锥体束。其中，水平方向变化性凝视性眼震、垂直性凝视性眼

笔记

震、扭转性眼震（尤其朝向不同方向凝视时眼震扭转方向发生变化的眼震）常提示脑干（脑桥或延髓）或小脑病变。本病例患者发生突发性聋4天后，出现饮水呛咳、构音障碍，水平性和垂直性凝视性眼震阳性，左侧感音性耳聋，右侧中枢性面瘫，右侧肢体肌力下降，右侧巴宾斯基征阳性，右侧肢体皮肤针刺觉减退，左侧肢体共济运动不协调，结合头部 MRI 结果，诊断为 AICA 脑梗死。AICA脑梗死引起突发性聋最常见的发病机制是动脉粥样硬化血栓形成导致内耳缺血，以及脑桥前庭神经核、蜗神经核及其联络纤维梗死。根据听力损伤特点，突发性聋分为低频听力下降型、高频听力下降型、平坦下降型、全聋型，与血管损伤高度相关的是高频听力下降型和全聋型。AICA 脑梗死的表现取决于梗死灶的大小与部位。在发病早期，听力损伤可能为单一症状，随着病情进展，急性前庭听觉损伤可进展到后循环其他部分的缺血损伤，有文献报道显示，部分 AICA 患者以突发性聋及伴发眩晕为首发症状，在其后病程中方出现面瘫等神经科症状。本病例患者以发作性眩晕和突发性聋为首发症状，这些耳蜗前庭症状发生于其他桥小脑症状之前，所以对于存在多种动脉粥样硬化危险因素的突发性聋患者，需高度警惕后循环梗死的可能性，尽早完善头部 MRI 检查，避免延误诊治。

本病例患者脑动脉造影提示存在基底动脉狭窄。曾有研究显示，基底动脉狭窄脑缺血患者中有8%的患者表现有突发性聋，这可能是因为基底动脉近 AICA 开口处狭窄更多见的缘故。基底动脉狭窄的 AICA 脑梗死患者，AICA 血流速度下降，内耳最容易出现缺血性损伤，其他桥小脑症状可在突发性聋之后出现。椎基底动脉交界处的角度可能为血管因素损伤耳蜗引起突发性聋的危险因素，椎动脉弯曲处血管壁内表面的血流剪切力下降，有利于动脉粥样硬化

笔记

形成。基底动脉的走行角度也可致 AICA 流速下降或加速 AICA 动脉粥样硬化形成。若患者存在多种心脑血管疾病等危险因素，突发听力下降，尤其伴有双侧耳鸣，应行脑部 MRI - DWI 序列和颅内 MRA 或非创伤性 CTA 等检查，以发现基底动脉下段发出 AICA 处是否存在狭窄性病变或合并颅内段椎动脉狭窄的串联性病变。对于突发性聋伴有眩晕等前庭功能受损症状、脑血管有可疑椎基底动脉狭窄、合并多种动脉粥样硬化危险因素的患者，应高度警惕，避免延误后循环脑梗死的诊治。

参考文献

1. Choi KD，Lee H，Kim JS. Ischemic syndromes causing dizziness and vertigo. Handb Clin Neurol，2016，137：317 - 340.

2. Halmagyi GM. Brainstem stroke preceded by transient isolated vertigo attacks. J Neurol，2017，264（10）：2170 - 2172.

3. Kim HA，Lee H. Recent advances in understanding audiovestibular loss of a vascular cause. J Stroke，2017，19（1）：61 - 66.

024. 烟雾病致孤立性眩晕 1 例

📋 病历摘要

患者，女，56 岁。主诉：眩晕 20 天。现病史：患者 20 天前早上送孙子上学途中突发剧烈眩晕，被迫取下蹲位，扶住孙子而未跌倒，无意识障碍，约持续 5 分钟症状缓解。返回家中卧床休息后无明显诱因再次出现眩晕发作，伴视物旋转、恶心、欲吐，不敢睁眼也不敢改变体位，无法下床，但无复视、黑矇、言语不利、肢体麻木、乏力等症状，送至北京某医院，住院后经头颅 CT 与 MRI、头颈部 MRA 等检查，诊断为脑梗死，予以脑血管病二级预防等治疗，3 天后患者头晕症状明显缓解，无视物旋转，能下床活动，但仍持续感头晕、行走不稳。既往史：有高血压、糖尿病、冠心病病史。母亲有高血压病史。患者于 2018 年 10 月 29 日入院接受进一步诊疗。入院查体：一般情况好，内科及神经系统检查无阳性定位体征。专科检查：自发性眼震阴性，双耳郭无畸形，外耳道无充血、水肿，鼓膜完整，光锥清晰，呈半透明状，未见鼓室积液。前庭功能检查：见微弱的右向水平性自发性眼震，慢相速度 2°/s。变位试验：平卧眼震、翻滚试验和 Dix – Hallpike 试验均为阴性。速度阶梯试验：顺时针和逆时针旋转急停眼震反应正常、对称（CP = 3.5%）；温度试验示双侧水平半规管功能亦正常、对称（CP = 5%）；视测距障碍试验双侧正常；视跟踪试验 II 型；视动性眼震试验未见异常；摇头眼震阴性。平衡试验：静态姿势图（睁眼）重心呈前后型，动摇总轨迹长度 28.2cm，静态姿势图（闭眼）重心呈前后型，动摇总轨迹长度 28.4cm，海绵垫（睁眼）重心中心型分布，动摇总轨迹长度约 35.1cm，海绵垫（闭眼）中心型分布，动摇总轨迹长度 56.3cm。听力学检查：纯音测听：双耳听力基本正常；声导抗：双耳鼓室图均呈 A 型。镫骨肌声反射：右耳各频率均可引出，左耳 2kHz、4kHz 未引出；听觉脑干诱发电位检测未见异常。颈前庭诱发肌源性电位（cVEMP）：双侧不对称比 1.6，左耳 P_1 潜伏期 21.8ms，N_1 潜伏期 30.7ms，$P_1 – N_1$ 振幅 97.7μV；右耳 P_1 潜伏期 21.7ms，N_1 潜伏期 31.5ms，$P_1 – N_1$ 振幅 100.8μV。焦虑自评量表 32 分，抑郁自评量表 36 分。入院后继续脑血管病二级预防治疗，给予银杏叶提取物注射剂等改善血循环药物治疗。经治疗，患者头

笔记

晕、行走不稳症状完全缓解。请神经内、外科会诊，结合外院头颈部 MRA 检查结果考虑为烟雾病。11 月 5 日行头颅磁共振灌注成像（MR perfusion，MRP）检查，灌注成像（perfusion imaging，PWI）示双侧顶颞叶灌注减低（图 23）。11 月 6 日全脑血管造影术呈大脑烟雾病表现（图 24）。患者遂被确诊为烟雾病，出院按脑血管病二级预防方案予以治疗，嘱出院后 6 个月复查头颅 MRI 及 CTA（或DSA）。

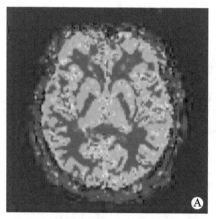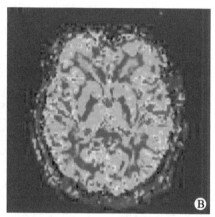

A. 脑血流量；B. 脑血容量。

图 23　头颅磁共振灌注成像

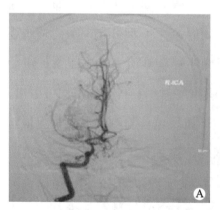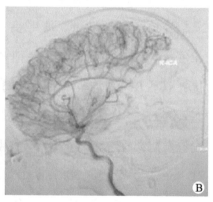

A. 正位；B. 侧位。

图 24　右侧颈内动脉造影

病例分析

　　前庭系统性眩晕按病变部位分为中枢性眩晕和周围性眩晕。前庭中枢包括前庭神经核、脑干前庭通路、第四脑室底部及附近结构（绒球小结、小脑下蚓部）、丘脑后外侧核、脊髓前庭通路和大脑前庭皮层。上述前庭中枢结构病变引起双侧前庭功能不对称，均可出现眩晕。典型中枢性眩晕常合并复视、构音障碍、吞咽困难、偏瘫、偏麻、共济失调等其他神经系统损伤症状及定位征，一般不难诊断。单纯以眩晕为临床表现，不伴其他神经系统损伤症状及定位征的眩晕，即孤立性眩晕，往往很难鉴别源于中枢性病变抑或前庭周围性病变。中枢性孤立性眩晕常见病因有脑血管病（后循环短暂性脑缺血发作、脑梗死、脑出血）、脑肿瘤、多发性硬化及遗传、变性疾病等。孤立性眩晕可以是急性脑血管病的唯一表现，早期、及时识别急性血管源性（脑卒中引起的）孤立性眩晕，对降低恶性眩晕的严重后果有至关重要的意义。接诊急性孤立性眩晕患者，除详细的床旁查体、前庭功能检查外，更应进行详尽的脑血管病危险因素评估，及时完善颅脑影像学（包括脑血管成像）检查。常见的脑血管病危险因素有：①年龄 > 50 岁；②血压 > 140/90mmHg，为高风险；③心血管疾病，如冠心病、高血压、房颤；④高血脂及高胆固醇血症，LDL：HDL 在 130 ~ 159 为中风险，比值 > 160 为高风险；⑤糖尿病；⑥脑卒中、脑白质病、脑血管病；⑦吸烟；⑧超重；⑨紧张—压力—焦虑；⑩生活方式多在久坐—静止状态；高风险家族史，如高血压、心脏病、卒中、糖尿病。具有以上 3 个以上危险因素的孤立性眩晕应高度怀疑短暂性脑缺血发作（transient ischemic attack，TIA）或脑卒中，建议给予脑血管病二级预防治疗。本病例患者女性有高血压、糖尿病、冠心病，母亲有高血压病史，危险因素超过 3 个。初诊，医院查头颅 MRI 未见明显异常，头颈部 MRA 见双侧大脑中动脉狭窄并丰富侧支循环代偿，考虑烟雾病可能，予以阿司匹林联合硫酸氢氯吡格雷双联抗血小板及阿托伐他汀等脑血管病二级预防治疗，治疗效果良好。在我院前庭功能、听力学检查不支持周围性眩晕，头颅 MRP 提示双侧顶颞叶灌注减低，全脑血管造影术确诊烟雾病。患者发病初及发病后 20 余天头颅 MRI 均未见脑卒中病灶，但先后两家医院诊治的检查结果及治疗效果相互印证了脑梗死的诊断，临床仍考虑烟雾病所致脑梗死。《烟雾病和烟雾综合征诊断与治疗中国专家共识（2017）》对手术时机和非手术治疗的推荐意见是：目前尚无手术时机的明确证据，虽然普遍证据支持诊断明确后越早进行脑血管重建手术越好。但推迟手术有时候也是合理的，如近期有脑梗死、感染或出血病史。建议对基础疾病或伴发疾病进行积极的药物治疗。脑卒中危险因素的管理和生活方式的指导应相辅相成。本例缺血型烟雾病，以首发可逆性神经功能缺失症状就诊，DSA 所见侧支循环代偿良好，我们参考专家共识中烟雾病治疗策略的推荐意见，暂不予以血管重建手术。

病例点评

中枢性眩晕在头晕或眩晕病例中占少数，但危害大，多属于恶性眩晕，从孤立性眩晕患者中及早筛查出中枢性眩晕是当前眩晕科学面临的难点，也是最需积极处理的问题之一。本病例是成功处理孤立性眩晕的案例。头颅 MRI（包括 DWI 序列）对脑梗死（尤其

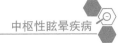

脑干、小脑梗死）的敏感性远比 CT 高，但各家报道发病早期（24小时至 1 周内不等）有一定比例的假阴性率。因此，对于疑似脑卒中的孤立性眩晕患者，发病早期首次头颅 MRI 阴性仍不能完全排除脑卒中，应适时复查头颅 MRI，必要时行脑部薄层扫描、全脑血管造影术等，以协助诊断眩晕病因。中枢性血管源性眩晕多由后循环血管病变所致，本例 DSA 提示烟雾病，脑血管病变在前循环，结合头颅 MRP 所见顶颞叶灌注减低，故可能系前循环缺血影响颞顶叶前庭皮层而致眩晕。

参考文献

1. Choi KH，Lee SH，Kim JM，et al. Rotational vertebral artery syndrome in moyamoya disease：a sign of unilateral vertebral artery stenosis. Clin Neurol Neurosurg，2013，115（9）：1900 – 1902.

2. Fujimura M，Bang OY，Kim JS. Moyamoya Disease. Front Neurol Neurosci，2016，40：204 – 220.

3. Hishikawa T，Sugiu K，Date I. Moyamoya Disease：A Review of Clinical Research. Acta Med Okayama，2016，70（4）：229 – 236.

4. Kim H，Jang DK，Han YM，et al. Direct Bypass Versus Indirect Bypass in Adult Moyamoya Angiopathy with Symptoms or Hemodynamic Instability：A Meta – analysis of Comparative Studies. World Neurosurg，2016，94：273 – 284.

5. Zhang H，Zheng L，Feng L. Epidemiology，diagnosis and treatment of moyamoya disease（review）. Exp Ther Med，2019，17（3）：1977 – 1984.

笔记

025 椎基底动脉延长扩张症致眩晕1例

病历摘要

患者，男，60岁。主诉：反复发作性眩晕6年，发作性黑矇一次。现病史：患者近6年来反复出现眩晕发作，多呈旋转性，时间长短不一，除伴恶心症状外，不伴有明显的听力减退、耳鸣等症状，也不伴有明显的头痛症状。既往史：有肾移植病史，既往头颅MRI提示脑内多发腔隙性梗死伴缺血灶。查体：耳科与神经系统检查无阳性体征。头颅MRA检查诊断：椎基底动脉延长扩张症（vertebrobasilar dolichoectasia，VBD）（图25）。

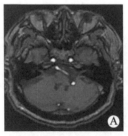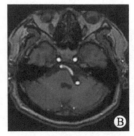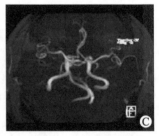

三维时间飞跃法（3D‒TOF）图像显示右侧椎动脉骑跨至左侧，偏移度3级，脑干明显受压（A和B）。最大密度投影图像显示椎动脉颅内段的长度＞23.5mm，横向偏离椎动脉颅内段入口到基底动脉起始点之间的垂直连线＞10mm（C）。

图25 头颅MRA

病例分析

椎基底动脉延长扩张症由Smoker等人于1986年首次提出，指椎基底动脉的异常迂曲、扩张和延长。该病在一般人群中的发生率为 0.06%~5.8%，在卒中患者中的发生率高达 10%~12%。椎基底动脉延长扩张症病因未明，可能的病理生理机制是在血管内弹力膜和肌层先天性缺损的基础上，在高血压、糖尿病和血管硬化的影响下，与异常血管重塑或因结缔组织中基质金属蛋白酶和抗蛋白酶活性之间不平衡导致动脉壁的结缔组织异常有关。根据临床表现，椎基底动脉延长扩张症可分为以下几种。①无症状型：多数人为此型，占 70%。②后循环缺血型：可表现有发作性眩晕、视物旋转伴视物模糊、耳鸣等，大脑后循环供血区梗死，同侧脑神经瘫痪伴对侧肢体运动和感觉功能障碍，或双侧肢体运动和感觉障碍，或双眼协同障碍及小脑功能障碍等。有学者认为，椎基底动脉延长扩张症是独立于年龄、高血压、糖尿病等血管危险因素之外的脑梗死病因。此外，椎基底动脉延长扩张症引起的出血性卒中亦不少见。③脑干受压型：延长扩张的动脉对脑干直接产生压迫，前庭神经核位于脑桥和延髓交界处，迂曲和粗大的椎基底动脉可压迫脑干，会压迫前庭核和前庭的通路，从而引起眩晕，本病例症状主要由脑干受压引起。④血管神经综合征型：迂曲扩张的血管压迫邻近神经，以第Ⅶ、第Ⅴ及第Ⅷ对脑神经受累多见。⑤出血型：多与夹层动脉瘤破裂有关。⑥脑积水型。

椎基底动脉延长扩张症的诊断主要依据影像学检查。头颅 CT 血管造影诊断标准如下：①根据鞍背、鞍上池及第三脑室为界，以其长度进行分级。0 级，低于或者平鞍背水平；1 级，低于或平鞍上池；2 级，位于鞍上池和第三脑室底之间；3 级，达到或高于第三脑室。②以鞍背和斜坡、旁正中、边缘和边缘以外或桥小脑角为界在偏移度上进行分级。0 级，基底动脉中线位于鞍背或斜坡的中线；1 级，斜坡或者鞍背的中线与旁正中线之间；2 级，位于旁正中线与斜坡、鞍背边缘之间；3级，位于鞍背、斜坡边缘外或到达桥小脑角池。③如果高度≥2级或偏移度≥2级且直径≥4.5mm，即可定义为椎基底动脉延长扩张症。MRA半定量诊断标准：基底动脉长度＞29.5mm，横向偏离基底动脉起始点到顶点之间的垂直连线＞10mm，判定为异常；椎动脉颅内段的长度＞23.5mm，横向偏离椎动脉颅内段入口到基底动脉起始点之间的垂直连线＞10mm，判定为异常。DSA是诊断椎基底动脉延长扩张症的金标准，但因其有创且无法显示血管与脑组织的关系使其应用受限。对无症状的椎基底动脉延长扩张症患者可不予以治疗，对缺血性卒中患者应针对动脉粥样硬化进行抗栓治疗。椎基底动脉延长扩张症引起的压迫症状主要选择外科手术治疗，可采用微血管减压复位术、腔内血管重建术、动脉瘤夹闭术、血管内支架置入术等。

病例点评

老年眩晕患者常常根据经颅多普勒超声血流速度减慢被诊断为后循环缺血，然而某些后循环缺血症状可能仅仅是椎基底动脉延长扩张症的表现。该病例患者血管内血液流速减慢，导致远端微小血管供血不足，引起后循环缺血型眩晕的发生；缓慢的血流使血管壁易形成附壁血栓，加重动脉硬化；当椎基底动脉延长扩张症发生时，位于基底沟的基底动脉走行出现偏离，导致脑桥表面的微小血管受压，引起血流障碍扭曲延长的基底动脉会推移而产生脑桥腹侧压迹，直接压迫脑干神经核团，出现相应神经核团的神经功能障碍。通常情况下，椎基底动脉延长扩张症的自然史进展缓慢，然而一旦疾病进展，其发生出血性或缺血性卒中的风险明显升高，病死

笔记

率也明显高于单纯压迫症状或无症状患者，早期识别易发症状的椎基底动脉延长扩张症有利于尽早开展一级预防，严格控制血压可能有利于减少症状（尤其是血管性症状）的发生率，重视血管影像学检查有助于明确疾病的诊断。

参考文献

1. 陈斌，刘一辉，任彬彬. 椎基底动脉延长扩张症的临床及影像学分析. 脑与神经疾病杂志，2017，25（11）：681 – 684.

2. 李静伟，向思诗，凌锋，等. 椎基底动脉延长扩张症伴基底动脉夹层动脉瘤致蛛网膜下腔出血一例. 中国现代神经疾病杂志，2016，16（12）：845 – 849.

3. Gibow RC, Ruhl DS, Hashisaki GT, et al. Unilateral sensorineural hearing loss associated with vertebrobasilar dolichoectasia. Otol Neurotol, 2018, 39（1）：e56 – e57.

4. Yuan YJ, Xu K, Luo Q, Yu JL. Research progress on vertebrobasilar dolichoectasia. Int J Med Sci, 2014, 11（10）：1039 – 1048.

026 以眩晕为主诉的 Bickerstaff 脑干脑炎 1 例

病历摘要

患者，女，72 岁。主诉：眩晕 24 天。现病史：患者 24 天前开始出现眩晕症状，眩晕持续存在，活动时加重，并伴有走路不稳、视物晃动、复视及恶心呕吐等症状，听力无改变，言语清晰，无头痛、意识障碍、吞咽困难、肢体麻木与活动障碍等。患者称出现眩晕症状之前曾因感冒发热就诊于当地医院，体温最高达 39.5℃，经

笔记

抗感染及对症治疗,感冒发热症状好转,但随后开始出现眩晕症状,于当地医院行内耳 MRI、头颅 CT 检查均无明显异常发现。后患者症状逐渐减轻,但头晕持续存在,视觉刺激可使头晕症状加重,走路不稳。发病 3 周余遂收住院以进一步诊治。查体:意识清楚,言语流利,无面瘫,自发性眼震阴性,眼球运动活跃、固定困难,四肢手套袜套样痛觉减退,四肢肌张力减低,双侧指鼻试验、跟膝胫试验欠稳准,四肢腱反射活跃,口周反射、双侧巴宾斯基征阳性。其他神经系统检查未见异常。听力学检查:双耳中度感音神经性聋。前庭功能检查:自发性眼震阴性,位置试验阴性,冷热试验双侧水平半规管功能亢进。头颅 MRI:左侧额叶皮质下、左侧侧脑室后角旁缺血灶;透明隔间腔;老年性脑改变。脑脊液检查:压力 115/70mmH$_2$O,白细胞 6×10^6/L,蛋白 1.197g/L。诊断为 Bickerstaff 脑干脑炎(Bickerstaff brainstem encephalitis)。经免疫球蛋白及激素治疗,病情好转出院。

病例分析

Bickerstaff 脑干脑炎是发生于脑干的炎症,临床表现为急性对称性眼外肌麻痹、共济失调、伴有意识障碍和(或)锥体束征。该病的病因及发病机制尚不明确,可能与病毒感染或炎性脱髓鞘改变有关。临床不易诊断,需排除其他中枢性疾病,以眩晕为主诉者尚需与外周性眩晕疾病相鉴别。该病例患者起病前有上呼吸道感染病史,主要表现为眩晕及站立行走不稳。定位诊断:双侧指鼻试验、跟膝胫试验欠稳准,提示该患者存在双侧共济失调;双侧巴宾斯基征阳性,双侧锥体束征阳性;病程中出现复视,提示眼动神经的损伤。共济失调、锥体束征、眼动神经损伤病变定位于脑干。同时四肢手套袜套样感觉减退，四肢肌张力减低，提示周围神经受累。周围神经系统和中枢神经系统同时受累，符合变异型吉兰－巴雷综合征（Guillain－Barre syndrome，GBS）的诊断。定性诊断：患者起病前有上呼吸道感染病史，急性起病，病程较长（24 天），症状逐渐缓解，头颅 MRI 检查排除了脑干新发梗死灶和占位病变，腰穿脑脊液检查显示蛋白细胞分离，而提示炎性病变。因目前国内抗 GQ1b 抗体 IgG 检测受到一定的限制，本病例患者未能进行此类抗体的检测。但根据定位定性诊断结果，符合 Bickerstaff 脑干脑炎的诊断。经免疫球蛋白及激素治疗，病情好转，也符合炎性脱髓鞘疾病的诊断。

病例点评

Bickerstaff 脑干脑炎以中枢神经系统受累为主，主要累及中脑、脑桥、延髓及基底节区，也可伴有周围神经系统病变。Bickerstaff 脑干脑炎临床常以急性或亚急性起病，多数患者存在前驱感染症状，以上呼吸道感染症状最常见，可表现有对称性眼肌麻痹、共济失调、意识障碍（嗜睡、昏迷）、反射亢进，病理征阳性、瞳孔异常多见。Bickerstaff 脑干脑炎病因不明，目前多认为该病是由某些炎性致病因子诱发的免疫反应，因产生抗 GQ1b 抗体而引起的一种自身免疫病。GQ1b 为神经节苷脂类抗原，广泛存在于人类第Ⅲ、第Ⅳ、第Ⅵ、第Ⅸ、第Ⅹ对脑神经的髓外部分及神经－肌肉接头处，肌梭、Ⅰa 类肌肉传入神经纤维和背根神经节的周围神经系统，以及脑干部位。研究发现，Bickerstaff 脑干脑炎患者血清中普遍存在特异性的抗 GQ1b 抗体 IgG。

许多中枢性疾病可以眩晕、头晕或平衡障碍为主要表现，如患者中枢神经系统表现相对轻微，没有出现意识障碍和偏瘫，中枢神经系统病变很容易被忽略。因此，病史采集和体格检查至关重要。急性前庭综合征可见于周围性眩晕和中枢性眩晕，前者多见于前庭神经炎、突发性聋伴眩晕、迷路炎、Hunt综合征等，后者常见于后循环缺血梗死。该例Bickerstaff脑干脑炎患者主要表现为持续性眩晕、站立行走不稳，头颅MRI结果未见异常，如未进行详细的病史采集和体格检查，很容易误诊为周围性眩晕疾病。患者所伴有的中枢神经病变体征有助于其与周围性眩晕相鉴别。凭头颅MRI排除了中枢血管病变和占位性病变等，也有助于对患者的诊断及鉴别诊断，对Bickerstaff脑干脑炎进行早期诊断和及时治疗有望获得较好的预后。

参考文献

1. Chen PR, Chen SP. Posterior reversible encephalopathy as the first manifestation of Bickerstaff's brainstem encephalitis. BMC Neurol, 2016, 16 (1): 215.

2. Feng J, Fu X, Xie W, et al. A case report of overlapping Bickerstaff brainstem encephalitis and Guillain - Barre syndrome. Neuro Endocrinol Lett, 2013, 34 (7): 601 - 605.

3. Fong CY, Aung HW, Khairani A, et al. Bickerstaff's brainstem encephalitis with overlapping Guillain - Barre syndrome: Usefulness of sequential nerve conduction studies. Brain Dev, 2018, 40 (6): 507 - 511.

4. Jing C, Wang Z, Chu C, et al. Miller - Fisher syndrome complicated by Bickerstaff brainstem encephalitis: A case report. Medicine, 2018, 97 (9): e9824.

5. Kundu GK, Rahman MM, Paul BK, et al. Bickerstaff's brainstem encephalitis - a case report. Mymensingh Med J, 2015, 24 (3): 628 - 630.

027 颅底凹陷症致眩晕 1 例

病历摘要

患者，女，80 岁。主诉：阵发性眩晕 5 年，进行性加重伴胸闷不适 2 年。现病史：患者近 5 年来反复出现发作性眩晕症状，近 2 年来其发作性眩晕症状呈进行性加重，伴胸闷不适，不伴有听力减退、耳鸣症状。经头颅 MRI 检查，T_2WI 显示枢椎齿状突上移，延髓及上颈髓腹侧受压明显，右侧椎动脉受压，诊断为颅底凹陷症及脑内多发腔隙性梗死灶（图 26）。

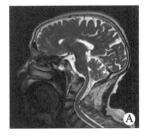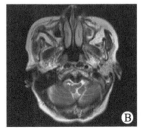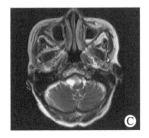

A. 矢状位；B. 轴位；C. 轴位。

图 26　颅脑 MRI

病例分析

本病例患者为老年女性，患者诉近 5 年来反复出现发作性眩晕症状，近 2 年来其眩晕症状加重。头颅 MRI 呈典型颅底凹陷症表现，延髓及上颈髓受压明显，右侧椎动脉受压。故患者被明确诊断为颅底凹陷症。患者眩晕症状的发生可能与颅底凹陷症引起的椎基底动脉供血不足有关。对表现有症状的颅底凹陷合并寰枢椎脱位的患者应尽早手术，予以复位或者磨除齿状突，彻底解除神经压迫，同时稳定固定寰枢椎关节。本病例患者因不伴有小脑扁桃体下疝畸形及寰枢椎脱位，且年龄大，未予以手术治疗。

病例点评

颅底凹陷症也称为颅底陷入症，是因为机体发育阶段内颅颈相接处各类不正常发育导致颅底扁平、内翻、内陷等，进而对脑干、脊髓等神经造成压迫，最终形成各类神经性的神经脊髓综合征。颅底凹陷症患者多在青年以后出现症状，缓慢进展，可因头部突然用力而诱发临床症状或使原有症状加重。常伴有短颈、蹼颈、后发际低、后颈疼痛、头颈部活动不灵、强迫头位及身材短小等特殊外貌。根据有无症状分为两期，第一期为无症状期，第二期为症状期，可分为6种类型，即高颈髓型、小脑型、脑积水型、椎基底动脉型、后组颅神经型和混合型。颅底凹陷症按照是否合并小脑扁桃体下疝畸形分为Ⅰ型和Ⅱ型。根据是不是合并寰枢椎脱位，把颅底凹陷分为A、B两种类型。

以往对颅底凹陷症的诊断主要依据X线平片表现，薄层CT及MRI的应用大大提高了对颅颈结合部异常的诊断准确性，从而在颅底凹陷症诊断中被广泛应用。通常可依据Chamberlain线、McGregor线和McRae线作为标志线来评价和诊断颅底凹陷症。在矢状位薄层CT骨窗上，当齿状突超过硬腭后缘与枕骨大孔后缘连线即Chamberlain线3mm，即可诊断为颅底凹陷症。在正中矢状位上，硬腭后缘和枕骨大孔后缘清晰可辨，因此 McGregor 线和 McRae 线无须重复计算。横轴位齿状突层面，当寰齿间距（寰椎前弓后缘与枢椎齿状突前缘之间的距离）大于 3mm 时，即存在寰枢椎脱位；当寰齿间距小于 3mm 时，即无寰枢椎脱位，其齿状突内陷就是扁平颅底引起的，即鼻根至蝶鞍中心连线与蝶鞍中心至枕骨大孔前缘连线所成夹角（颅底角）大于 145°。MRI 矢状位成像在判断骨性结构异常的同时，观察是否合并有小脑扁桃体下疝畸形、脊髓空洞症、延颈髓腹侧面受压情况，对于临床诊治疾病起到至关重要的作用。

目前，无明显症状的颅底凹陷症患者是否应该进行手术仍存在争议。国内外治疗颅底凹陷合并寰枢椎脱位采取的主要术式包括经后方入路的枕下减压 + 枕颈融合内固定术、寰枢椎复位 + 融合内固定术、经口腔齿状突切除 + 复位固定术，经口腔寰枢椎脱位松解 + 复位固定术，经枕颈侧方的远外侧入路或枕下后外侧入路齿状突切除术等。

参考文献

1. Salunke P, Sahoo S, Deepak AN. Different facets in management of congenital atlantoaxial dislocation and basilar invagination. Neurosurgery, 2015, 77（6）：E985 – E987.

2. Xia H, Yin QS, Ai FZ, et al. Treatment of basilar invagination with at lantoaxial dislocation：at lantoaxial joint distraction and fixation with transoral at lantoaxial reduction plate（TARP）without odontoidectomy. Eur Spine J, 2014, 23（8）：1648 – 1655.

3. Yang H, Zhong S, Hu Y, et al. Rotational vertebral artery occlusion in a patient with basilar invagination. Br J Neurosurg, 2019, 17：1 – 3.

028 Wernicke 脑病 1 例

病历摘要

患者，男，43 岁。主诉：头晕 20 余天，加重 1 周。现病史：患者 20 天前开始在爬坡或上楼时出现短暂的头晕症状，似酒醉感，无视物旋转感，每日头晕发作 1 ~ 2 次，每次发作持续 1 ~ 2 秒，无恶心、呕吐、复视、肢体麻木及活动障碍等症状。4 天后其病情加重，头晕发作较前频繁，每日达 7 ~ 8 次，头晕持续时间也较前延长，每次持续时间为 2 ~ 3 分钟，遂于当地医院就诊，头部 CT 检查未见明显异常，给予改善微循环药物治疗（具体不详）。治疗 1 周后，患者头晕症状不见缓解且持续加重，转头时头晕症状尤为明显，并开始出现行走不稳，爬坡及上楼时症状加重，但日常生活尚未受到明显影响。之后病情仍呈现进行性加重，自觉身体前后摇摆，在运动或改变体位时症状加重，坐、卧位休息数分钟后可缓解。半个月后进一步出现视物颤动、不敢睁眼、反复呕吐、走路跌跌撞撞等症状，曾在当地医院住院治疗但无任何治疗效果，遂就诊于我科并收入院进一步诊疗。既往史：有慢性胃炎病史 10 余年，平时进食较少，未曾系统治疗。入院查体：神志清楚，言语尚流利，对答切题，记忆力、理解力、计算力正常，眼球阵挛，视物不清，双侧肢体肌力 5 级，肌张力正常，指鼻试验和跟膝胫试验稳准，双侧肢体腱反射(++)，双侧巴宾斯基征(-)。入院后给予改善微循环、营养神经、糖皮质激素、抗晕及止吐等药物治疗，但患者临床症状无改善且进一步加重，并出现言语不利、身体颤抖等症状，身体颤抖症状始出现于肩部，逐渐发展至头部，活动后加重，静卧后逐渐缓解。再次查体：神志清楚，记忆力、理解力、计算力尚可，但言语欠流利，眼球阵挛，视物不清，头颈部呈现不自主运动，双侧肢体肌力 5 级，肌张力正常，指鼻试验稳准，双侧跟膝胫试验欠稳准，双侧肢体腱反射（++），双侧巴宾斯基征（+）。辅助检查：血清叶酸含量 3.56nmol/L；维生素 B_{12} 含量 50pmol/L；自身抗体谱 ANA 呈弱阳性；甲状腺激素诸项检测未见明显异常。脑脊液一般检查：无色透明，细胞总数 5 个，蛋白定性试验阴性，蛋白浓度 0.47g/L。脑脊液病毒抗体检测：单疱病毒Ⅰ型 IgM 抗体阴性，科萨奇 A、B 组病毒 IgM 抗体阴性，巨细胞病毒 IgM 抗体阴性，风疹病毒 IgM 抗体阴性，麻疹病毒 IgM 抗体阴性，ECHO 病毒 IgM 抗体阴性，以及 EB 病毒 IgA/VCA、IgA/EA、IgM/VCA、IgG/VCA 抗体均呈阴性；脑脊液抗 Hu、抗 Ri、抗 Yo 抗体亦均为阴性。血清抗 Hu、抗 Ri 抗体均为阴性，抗 Yo 抗体弱阳性；头颅 MRI：未见明显异常。考虑患者可能系患有 Wernicke 脑病，除继续给予激素、改善微循环等药物治疗外，予以补充维生素治疗，患者病情好转后出院。出院后继续给予短期口服补充维生素治疗，并积极治疗慢性胃炎，鼓励患者进食营养丰富、易消化饮食，并指导患者进行前庭康复训练，其后患者病情逐渐好转，随访 7 年，仅遗留轻微走路不稳及构音障碍症状。

病例分析

　　该患者为青年男性，亚急性起病，其病情呈持续进行性加重，病初仅表现有头晕发作，似醉酒感，症状持续时间短暂，不影响日常生活，但很快出现视物颤动、不敢睁眼、频繁呕吐、走路跌跌撞撞等症状，后来病情进一步发展而出现言语不利、身体颤抖等症状，病程中并未出现明显的精神神经症状，主要表现为眼球运动障碍及共济失调。住院期间实验室检查均无明确阳性发现，多次头颅 MRI 检查均未见梗死或占位性病变，丘脑内侧、乳头体、中脑导水管周围等部位亦未见异常信号。结合患者多年来有慢性胃炎及进食偏少的病史，考虑存在 B 族维生素缺乏的病因，故初步诊断为 Wernicke 脑病。经补充维生素等治疗，患者临床症状逐渐缓解。

病例点评

Wernicke 脑病于 1881 年首先由德国神经精神病学家 Carl Wernicke 报道，该病是因维生素 B_1 缺乏所导致的一种中枢神经系统代谢性疾病，其主要临床表现为眼肌麻痹、共济失调、精神意识障碍三联征，但满足典型三联征的患者不足 16%，大部分患者仅表现有其中一种或两种症状。Wernicke 脑病其根本原因是维生素 B_1 缺乏，多见于长期大量饮酒的人群，其他可以引起维生素吸收障碍或消耗增加的疾患亦可引起该病，如胃肠道疾病、长期节制饮食、长期禁食而采取肠外营养、恶性肿瘤患者等。Wernicke 脑病的诊断应符合下述诊断标准，需满足以下任意 2 个标准并除外其他疾病：①营养不良或饮酒史；②精神意识障碍；③眼球运动障碍；④共济失调。头颅 MRI 对 Wernicke 脑病的诊断具有重要价值，其诊断敏感性和特异性分别为 53% 和 93%，丘脑内侧、乳头体、中脑导水管周围及第三、第四脑室周围等中线结构可出现异常信号，当疑有此病时，应首选进行头颅 MRI。Wernicke 脑病的治疗主要是大剂量补充维生素 B_1，该病患者如能得到及时诊治，一般预后较好；延误

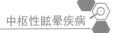

诊疗则预后不良，甚至可导致死亡，其治疗后残留的共济失调等症状可通过前庭康复训练促进康复。

参考文献

1. Akdal G，MacDougall HG，Chen L，et al. Selective impairment of horizontal vestibulo – ocular reflexes in acute Wernicke's encephalopathy. J Neurol Sci，2016，365：167 – 168.

2. Okafor C，Nimmagadda M，Soin S，et al. Non – alcoholic Wernicke encephalopathy：great masquerader. BMJ Case Rep，2018，11（1）.

3. Welsh A，Rogers P，Clift F. Nonalcoholic Wernicke's encephalopathy. CJEM，2016，18（4）：309 – 312.

笔记

其他眩晕性疾病

029 直立性低血压性头晕 1 例

病历摘要

患者，男，46 岁。主诉：反复发作性头晕 2 年。现病史：患者 2 年前被明确诊断为高血压，常出现轻微头晕，呈醉酒感，走路不稳，近 1 年症状逐渐加重，活动后明显，伴走路偏斜。曾就诊多家三级甲等医院，均考虑为脑梗死后遗症、高血压，并给予相应的对症治疗，但病情未见明显好转。近 2 个月来患者头晕发作渐频繁，详细追问病史，患者每次头晕发作均与起床及坐起后活动有关。既往史：糖尿病史 10 年，合并有糖尿病肾病、糖尿病周围神经病变、糖尿病视网膜病变及双眼视力下降，目前通过皮下注射胰岛素控制血糖；脑梗死病史 2 年。既往吸烟史 20 余年，已戒烟 4 年；饮酒史 20 余年，已戒酒 6 年。查体：身高 170cm，体重 116kg，身体肥胖，体重指数（BMI）为 40.1。前庭功能检查：位置试验阴性，冷热试验双侧水平半规管功能正常，视眼动功能检查未见异常，颈性前庭诱发肌源性电位不对称比为 0.27。卧立位血压测定：卧位 149 ~ 169/99 ~ 106mmHg，立位 110 ~ 126/79 ~ 83mmHg。考虑患者的发作性头晕等症状系由直立性低血压所引起，进一步行高血压组检查：立位醛固酮（ALD）182ng/L，直接肾素（D‑Renin）2.3μIU/ml，醛固酮/肾素（ARR）79.1；卧位 ALD 116ng/L，D‑Renin 1.8μIU/ml，ARR 64.4。遂被明确诊断为直立性低血压。给予患者一些防止直立性低血压发生的医学和生活建议，以减少其直立性头晕等症状的发生。

病例分析

该病例患者为 46 岁中年男性，自诉有反复发作性头晕 2 年。患者由于全身情况较差，既往有脑梗死及糖尿病并发症等慢性病病史，门诊就诊时无明显阳性体征，所以容易受既往史影响，被诊断为脑梗死后遗症，而未能尽早明确诊断。患者入院后完善检查，先是排除了前庭相关性眩晕，追问病史，眩晕发作多在坐位、立位及头部活动后，平卧位好转。卧立位血压测定：卧位 149 ~ 169/99 ~ 106mmHg，立位 110 ~ 126/79 ~ 83mmHg，遂被明确诊断为直立性低血压。关于直立性低血压治疗，目前国内外尚无新的特效药物，其治疗主要是针对病因治疗，避免可能引起直立性低血压的因素。治疗直立性低血压的药物主要有氟氢可的松和 α 肾上腺素受体激动剂

127

米多君等，但由于药物不良反应及个体化差异建议对于直立性低血压患者，应以预防、病因治疗为主，必要时使用药物治疗。直立性低血压的预防主要是提醒长期卧床的患者在站立时动作应缓慢，站立前先做轻微的四肢活动后再站立；睡眠者醒后几分钟再坐起，随后在床边坐几分钟，逐渐过渡到站立，这样有助于促进静脉血向心脏回流，升高血压，避免直立性低血压发生及发作性眩晕症状的出现。

病例点评

  临床诊疗过程中，眩晕相关疾病的门诊确诊率虽有所提高，但仍受限于对患者查体的及时性，所以对于许多治疗效果不佳的患者，必要时收入院观察，详细查体，避免基础疾病的漏诊、误诊。该病例患者即是入院后通过细致的观察与检查得以被确诊，其发作性头晕系由直立性低血压所致。

  直立性低血压，也称体位性低血压，其定义为：当从坐位站起时或在直立倾斜试验中血压明显下降，3 分钟内收缩压降低 ≥ 20mmHg 和（或）舒张压降低≥10mmHg，或收缩压 < 90mmHg。直立性低血压有高度的年龄依赖性，国外流行病学统计，中年人群患病率为 5%～10%，老年人高达 30% 以上。直立性低血压也与一些常见的慢性病密切相关，如原发性高血压、充血性心力衰竭、糖尿病和帕金森病等。住院患者由于药物、卧床休息等原因，很难发现直立性低血压。可以说，在这类患者身上存在延迟效应，这种隐匿性增加了其发生心血管事件的风险，包括急性心肌梗死、心力衰竭、卒中等。该病例患者为中年男性，肥胖体型，活动量较少，既往吸烟史、饮酒史、糖尿病病史及脑梗死病史均为该病的危险因素。患者既往高血压病史 2 年，使用血管紧张素Ⅱ受体拮抗剂、钙

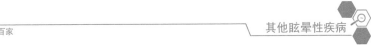

离子拮抗剂及 β 受体阻滞剂三联药物控制血压，血压控制不理想，更增加了直立性低血压的危险。直立性低血压的发生，主要原因有以下四方面：①有效循环血量减少，如外伤后失血、失液所致的血容量绝对不足，或使用血管紧张剂等药物后血液重新分配所致血容量不足；②心血管反应性降低，临床主要见于老年患者，心脏顺应性下降，对交感神经兴奋时血管反应性降低；③自主神经系统功能障碍，人体压力感受器反射弧的任意部分出现损伤，均可导致周围血管张力不能随体位变化而变化，从而出现直立性低血压，如糖尿病周围神经病变、血管运动中枢周围病变，某些中枢镇静剂、抗抑郁药等所致的直立性低血压皆与此有关；④舒血管因子的释放增多，血液内 5 - 羟色胺、缓激肽、前列腺素等舒血管因子浓度增高，均可引起周围血管扩张而致直立性低血压。直立性低血压是被公认的跌倒、晕厥和心血管事件的危险因素。

直立性低血压也是直立性头晕/眩晕发生的主要原因之一。2019年 Barany 协会发布了血流动力性直立性头晕/眩晕的诊断标准。

明确性血流动力性直立性头晕/眩晕的诊断标准：

A. ≥1 次头晕/眩晕或不稳发作，系由起身（即从卧位到坐位或站位，或从坐位到站位的体位改变）所诱发的或在直立位过程中所呈现的头晕/眩晕或不稳发作，其症状随着坐下或躺下而消退。

B. 在站立和（或）直立倾斜试验（head - up tilt test，HUTT）过程中记录到直立性低血压、直立性心动过速或晕厥的发生。

C. 排除其他疾病或疾患所致。

可能性血液动力性直立性头晕/眩晕的诊断标准：

A. ≥5 次头晕/眩晕或不稳发作，系由起身（即从卧位到坐位或站位，或从坐位到站位的体位改变）所诱发的或在直立位过程中所呈现的头晕/眩晕或不稳发作，其症状随着坐下或躺下而消退。

B. 至少表现有以下伴随症状其中之一：a. 全身无力或疲劳；

b. 难以思考和集中精力；c. 视觉模糊；d. 心跳过快或心悸。

　　C. 排除其他疾病或疾患所致。

　　上述血流动力性直立性头晕/眩晕诊断标准的发布有助于临床医生对直立性头晕/眩晕和直立性低血压的认识与诊疗。

参考文献

1. Choi JH, Seo JD, Kim MJ, et al. Vertigo and nystagmus in orthostatic hypotension. Eur J Neurol, 2015, 22 (4)：648 – 655.

2. Kim HA, Bisdorff A, Bronstein AM, et al. Hemodynamic orthostatic dizziness/vertigo：Diagnostic criteria. J Vestib Res, 2019, 29 (2 – 3)：45 – 56.

3. Kim HA, Yi HA, Lee H. Recent advances in orthostatic hypotension presenting orthostatic dizziness or vertigo. Neurol Sci, 2015, 36 (11)：1995 – 2002.

4. Low PA. Neurogenic orthostatic hypotension：Pathophysiology and diagnosis. Am J Manag Care, 2015, 21 (13 Suppl)：S248 – S257.

5. Shaw BH, Garland EM, Black BK, et al. Optimal diagnostic thresholds for diagnosis of orthostatic hypotension with a "sit – to – stand test". J Hypertension, 2017, 35 (5)：1019 – 1025.

030 以发作性眩晕为主诉的儿童直立性心动过速综合征1例

病历摘要

　　患者，男，13 岁。主诉：反复发作性眩晕 8 年余。现病史：患儿父母诉称，患儿于 8 年前无明显诱因第一次出现突发性眩晕，呈自身旋转感，伴心悸、恶心、呕吐、不敢睁眼、畏光、畏声，体位改变时加重，症状持续约 1 小时后自行好转。发病过程中无耳鸣与听力下降症状，亦无头痛、黑蒙、复视、面瘫、言语不利、意识障碍等表现，未予以诊治。此后患儿偶有头晕不适症状，持续时间较短，不影响其正常的学习与生活。近 10 个月来，患儿反复出现眩晕发作，多于剧烈运动后发生，眩晕发作时感自身旋转、四肢无力，伴有心慌、气短、恶心、呕吐，无耳鸣、听力下降等耳部症状。眩晕发作一般持续数小时，休息后尤其是睡眠后其症状明显缓解。曾反复就诊于当地多家医院，心电图、心脏彩超、脑电图、头颅 MRI 等检查均未发现明显异常，后经北京某医院心电图检查体位试验阳性，建议试用药物治疗，但患儿未规律用药。患儿发病以来，精神、饮食、睡眠尚可，大小便正常，体重无异常改变。既往史：患儿既往有晕车史；2006 年曾有头部外伤史，当时从高处摔下致头部挫裂伤并伤口缝合两针，但无其他异常。入院查体：全身及耳科查体无异常。听力学检查无异常发现。前庭功能检查：自发性眼震阴性；变位试验阴性；温度试验示双侧水平半规管功能正常；旋转试验示双侧水平半规管旋转急停眼震慢相速度对称。头颅 MRI 未见明显异常。直立试验：患儿坐位心率 92 次/分，直立 6 分钟后心率增至 136 次/分，并出现心慌、气短、头晕等不适。动态心电图提示最小心率 58 次/分，最大心率为 159 次/分。根据患儿的病史、症状及辅助检查结果，诊断为儿童直立性心动过速综合征（postural orthostatic tachycardia syndrome，POTS）、直立性眩晕。住院期间给予支持及对症治疗为主，包括增加患儿饮食中的盐量及饮水次数的方法，以增加患儿的血容量。嘱咐患儿避免突然的体位改变、长时间站立及仰卧、用力排便或排尿、过度通气、高温环境、过度劳累、暴饮暴食、饮水不足、感染等，以及避免摄入碳酸饮料等因素，以免诱发或加重眩晕症状。经治疗后患儿的眩晕发作次数较前减少，眩晕程度较前减轻。

病例分析

该病例患者为 13 岁男童，有反复眩晕发作病史多年，心电图检查体位试验阳性，直立试验显示，坐位心率 92 次/分钟，直立 6 分钟后心率增至 136 次/分钟，并出现心慌、气短、头晕等症状，遂被诊断为儿童 POTS 和直立性眩晕。该病例系以眩晕为首发症状的儿童 POTS，临床少见。儿童 POTS 的诊断需同时满足以下 3 项标准：①直立后出现头晕或眩晕、晕厥、胸闷、恶心、心悸、头痛、视物模糊、手抖、冷汗等直立不耐受表现；②HUTT 呈阳性反应；③除外其他可致自主神经系统症状的基础疾病。其中，HUTT 的阳性标准为患儿在直立 10 分钟内心率增加≥40 次/分或心率最大值≥120 次/分，同时伴有直立后的头晕或眩晕、胸闷、头痛、心悸、面色改变、视物模糊、倦怠，甚至晕厥等直立不耐受症状。有研究提出，对于儿童 HUTT 心率的观察时间可以缩短至 5 分钟，即 5 分钟内心率增加≥40 次/分；或 5 分钟内最大心率≥130 次/分（年龄≤13 岁）或≥120 次/分（年龄≥14 岁），满足其中一项标准，POTS 诊断即成立。POTS 的发病机制尚不十分清楚，可能与中心血容量改变、自主神经功能紊乱、Bezold - Jarisch 反射机制异常、肌肉泵功能障碍、血管内皮功能异常、病毒感染、去甲肾上腺素转运蛋白突变等有关。POTS 以支持和对症治疗为主，包括生活指导、补盐及增加饮水次数的方法。一般治疗无效时，可选用小剂量的 β 受体阻滞剂。曾有报道，小剂量的 β 受体阻滞剂和补盐治疗是最有效的治疗。

🔲 病例点评

　　儿童眩晕患者多见于儿童良性阵发性眩晕、良性阵发性位置性眩晕、运动病等疾病，而儿童 POTS 临床少见，这类病例容易被漏诊和误诊。儿童 POTS 是一种与体位改变有关的窦性心动过速，多见于学龄期儿童。临床表现为当患者由平卧位转为直立位时，于 10 分钟内心率增加≥40 次/分，或心率最大值≥120 次/分，并有伴头晕、头痛、胸闷、胸痛、面色发白、长出气、疲劳、不耐受运动、先兆晕厥及晕厥等症状，但无明显的血压下降，并需要排除器质性心脏病、直立性低血压和血管迷走性晕厥等。该病例患儿以眩晕为主要症状，其眩晕发作与体位改变及剧烈活动有关，且发生在学龄期，容易误诊为儿童良性阵发性眩晕、良性阵发性位置性眩晕、运动病等疾病。该病例患儿表现为立位诱发性眩晕发作，伴有心悸、气短、恶心、肢体无力等症状，前庭功能检查中变位试验及位置试验均为阴性，而心电图检查体位试验阳性，直立试验显示，坐位心率 92 次/分，直立 6 分钟后心率增至 136 次/分，故 POTS 诊断明确。而 POTS 也是直立性头晕/眩晕的一个主要原因。2019 年 Barany 协会发布了血流动力性直立性头晕/眩晕的诊断标准，该病例符合其诊断标准。该病例也提示，在儿童眩晕患者接诊过程中需详细问诊和床旁体格检查，诊断思路应全面，避免误诊、漏诊。

参考文献

1. Arnold AC，Ng J，Raj SR. Postural tachycardia syndrome – Diagnosis，physiology，and prognosis. Auton Neurosci，2018，215：3 – 11.

2. Fedorowski A. Postural orthostatic tachycardia syndrome：clinical presentation，aetiology and management. J Intern Med，2019，285（4）：352 – 366.

3. Kim HA, Bisdorff A, Bronstein AM, et al. Hemodynamic orthostatic dizziness/vertigo: Diagnostic criteria. J Vestib Res, 2019, 29 (2 – 3): 45 – 56.

4. Sheldon RS, Grubb BP 2nd, Olshansky B, et al. 2015 Heart Rhythm Society expert consensus statement on the diagnosis and treatment of postural tachycardia syndrome, inappropriate sinus tachycardia, and vasovagal syncope. Heart Rhythm, 2015, 12 (6): e41 – e63.

031 吞咽性晕厥 1 例

病历摘要

患者，男，69 岁。主诉：反复晕厥 2 年。现病史：患者于 2016 年 3 月在一次早晨进食时突发吞咽困难，随即出现全身乏力、意识不清，持续数秒后自行好转。此后上述症状反复发作 3 ~ 4 次，均于早晨进食时发作。每次发病时均无黑矇、复视、心慌、胸闷、憋气、头痛、眩晕、肢体活动不利、抽搐、大小便失禁等表现。患病以来精神、饮食、睡眠可，大小便正常，体重无明显改变。既往史：2013 年曾于外院被诊断为冠心病并接受冠脉支架植入术（1 枚），无明确高血压、糖尿病等病史。无吸烟史，少量饮酒。目前规律口服阿司匹林肠溶片，每次 100mg，每日 1 次，无其他用药史。入院查体：心率 70 次/分，心律齐，各瓣膜听诊区未闻及病理性杂音。耳鼻咽喉科及神经系统检查未见明显异常。头颅 MRI 检查：脑内多发性缺血灶伴部分腔隙性脑梗死；双侧脑室前后角脑白质脱髓鞘改变；老年性脑改变。MRA：未见明显异常。纤维喉镜检查见咽喉黏膜及双侧声带慢性充血，其余无异常。上消化道造影：吞咽功能协调，食管各段顺畅，未见龛影及充盈缺损，呈慢性胃炎表现。超声心动图检查：左房稍大，二尖瓣少量反流，心功能稍低。24小时动态血压监测：全天平均血压119/64mmHg，最高154/89mmHg，平均心率71次/分。24小时动态心电图监测：窦性心律，二度Ⅱ型房室传导阻滞，R－R间期＞2秒者3次，最长2.9秒，呈ST－T改变。监测期间曾出现心慌症状，但未发生晕厥。心内科会诊意见：建议复查冠脉造影，必要时行永久起搏器植入术，规律服用冠心病二级预防用药，避免应用β受体阻滞剂。对患者及其家属充分告知患者的病情及进一步诊疗建议。患者出院观察随访。出院诊断：吞咽性晕厥，心律失常，冠心病冠脉支架植入术后。

病例分析

该病例为一种少见的晕厥病例，其晕厥发作系由吞咽诱发。晕厥病因众多，因此详细的问诊和查体非常重要。患者就诊于耳鼻咽喉科眩晕门诊，接诊医生重点询问了患者的眩晕相关病史，排除了眩晕及晕厥前状态的发作，最后确诊为晕厥。在寻找晕厥病因时重点注意以下几个方面，如患者的年龄、既往病史、诱发因素、发作时症状体征等。该病例患者系老年男性，呈现发作性晕厥，均于早晨进食时发生，与食物的性状及吞咽速度无关，每次发病时无先兆症状而突发意识丧失，持续时间短暂，约数秒至数十秒，可自行恢复，意识恢复后感乏力、出冷汗，无其他不适。患者既往有冠心病及冠脉支架植入史。根据以上特点，重点考虑其晕厥发作可能系吞咽诱发的神经反射性晕厥或心源性晕厥。患者住院期间接受了上消化道造影、头颅MRI及MRA、超声心动图、动态心电图、动态血压、心理测评等相关检查，以排除食道解剖及功能异常、脑血管疾病及情景性应激障碍等疾患导致晕厥的可能。各项检查中仅心电图显示有明显异常，动态心电图监测结果显示患者存在二度Ⅱ型房室传导阻滞，R－R 间期 >2 秒者出现 3 次。R－R 间期过长即心室停搏可导致心输出量明显降低，引起脑循环供血不足而发生黑矇或晕厥。而进食吞咽时，舌咽、咽喉、食道和胃的机械性刺激可通过对迷走神经的激惹作用而引起反射性心率减慢、抽搐甚至意识丧失，一般持续 10～15 秒。针对该患者，考虑其既往有冠心病冠脉支架植入病史，建议其复查冠脉造影，规律服用冠心病二级预防用药，避免应用 β 受体阻滞剂，必要时行永久起搏器植入术，以消除或减少日后的晕厥发作。

🏥 病例点评

晕厥为一过性全脑血液低灌注导致的短暂意识丧失，特点为发生迅速、一过性、自限性，并能够完全恢复，在诊断时需排除癫痫发作、头部创伤或假性晕厥等其他非晕厥性意识丧失。基于晕厥的病因与病理生理分类，并便于临床对晕厥的判断，《晕厥诊断与治疗中国专家共识（2014 年更新版）》将晕厥分为 3 类：神经介导反射性晕厥、直立性低血压性晕厥及心源性晕厥。其中，神经介导反射性晕厥最常见，包括：血管迷走性晕厥，如因情绪因素（恐惧、疼痛）或直立体位所引起的晕厥；情境性晕厥，如咳嗽、打喷嚏、胃肠道刺激、排尿、运动后、餐后等所发生的晕厥；颈动脉窦性晕厥及不典型晕厥等。心源性晕厥的常见原因是心律失常性和血流动力学性晕厥。心律失常可包括：窦房结功能异常、房室交界区功能异常等所引起的心动过缓、室上性或室性心动过速、药物引起的心动过缓和心动过速；或遗传性心律失常综合征，如长 Q－T 间期综合征、Brugada 综合征、短 Q – T 间期综合征、儿茶酚胺敏感性室性心动过速等；心脏瓣膜病、急性心肌梗死或缺血、梗阻型心肌病、心脏肿物、心包疾病或心脏压塞等器质性心血管疾病所引起的心律失常。

就该病例的发病特点来看，该患者的晕厥最有可能为神经介导反射性晕厥，但患者为老年男性，既往又有冠心病及冠脉支架植入史，且近期诉偶有心慌症状，所以一定不能遗漏心源性晕厥，而部分血管迷走性晕厥患者本身就可能存在严重的功能性或器质性疾病，如食管狭窄、食管弥漫性痉挛、食管失弛缓症、下壁心肌梗死、风湿性心脏病、冠状动脉冠脉搭桥术后、高度房室传导阻滞、窦性心动过缓、病态窦房结综合征等，这些疾病有可能才是真正的发病原因。吞咽性晕厥的发病机制尚不十分清楚。一般认为，在吞咽过程中，沿舌咽神经运动支下行的冲动，于颈静脉孔区通过异常传导，经感觉纤维返回脑干，入孤束核并扩散到迷走神经背核，导致迷走神经过度兴奋而引发心律失常、血压下降、晕厥等反应。神经冲动也可通过舌咽神经周围部分经颈动脉窦神经像颈动脉窦过敏一样引起晕厥。吞咽性晕厥发作与体位无关，但与吞咽食物的性状有关，如吞咽硬、冷、辣等食物时易出现晕厥反应，在晕厥发作前后常无明显不适。此外，有些自主神经功能不稳定者亦可发生吞咽性晕厥，其机制可能为吞咽时因紧张导致交感神经兴奋，继而出现副交感神经兴奋伴发心动过缓、周围血管扩张而导致相对的低血压。另外，由于紧张、恐惧致过度换气，通过低碳酸血症和呼吸性碱中毒而加重周围血管扩张和脑血管收缩，结果导致脑血流量减少，促发晕厥。可见吞咽性晕厥既可由单一因素所引起，也可以是多种因素交互作用的结果。

晕厥多为短暂的、特定情况下出现的，由于晕厥发作时间的不确定性，在实际诊断过程中常规检查阳性检出率极低，往往难以获得满意的诊断效果。2017 年 3 月，美国心脏病学会（American College of Cardiology，ACC)、美国心脏病协会（American Heart Association，AHA)、美国心律学会（American Heart Rhythm Association，HRS）联合发布了《晕厥诊断与处理指南》，其中提到在就诊初期应注意识别心源性和非心源性晕厥的相关病史特征，并注重对危险因素的评估，分为短期危险（急诊结局及晕厥发生后 30 日内的预后）和长期危险（随访 12 个月），危险因素包括：男性、年龄 > 60 岁、心电图异常、心脏疾病史、低血压及既往或目前发生心力衰竭、肿瘤、脑血管疾病、糖尿病、肾功能异常等。部分晕厥病例通过病史及晕厥发作特点可确定其病因，不能确定者需进一步完善相关检查，如颈动脉窦按摩、直立位评价、电生理监测、超声心动图、运动试验、心导管检查、精神心理评价、神经评估等。在该病例诊疗过程中，动态心电图起到了关键作用。动态心电图是一种可以长时间连续记录并可回放分析人体动、静态下心电图变化的无创性检查方法，与普通常规心电图相比，动态心电图可以连续记录 24 小时或 48 小时的心电信号，更易于捕捉到短暂的异常心电图变化，可以提高对一过性心律失常的检出率。食管电生理检查对于可疑心动过缓、束支传导阻滞或心动过速的患者也有一定的诊断价值，为一种简单有效的诊断方法。此外，为了与癫痫相鉴别，必要时可同步地描记吞咽性晕厥者的脑电图和心电图，如心电图上先出现窦性心动过缓和心脏停搏，继而脑电图上出现灶性异常，则提示患者的脑电图异常属于继发性变化，借此可与原发性癫痫相鉴别。

晕厥的防治主要是去除病因，但当病因不明确或目前治疗无效时，则应根据危险因素分层，选择教育、预防复发或干预防治心源性猝死。治疗原则：神经介导反射性晕厥以非药物治疗为主，避免诱因，早期识别前驱症状，采取措施终止发作；心源性晕厥则主要治疗其基础疾病，对于心脏性猝死高危患者应进行特异性治疗，针对不同的病因可行射频消融、起搏器植入、外科手术等，如为食管疾病引起可通过外科手术纠治，如系迷走神经兴奋性药物所致可停用或减量用药，也可应用迷走神经抑制剂如阿托品等，或提高心率药物，如肾上腺素等。

参考文献

1. Birnie DH, Sauer WH, Bogun F, et al. HRS expert consensus statement on the diagnosis and management of arrhythmias associated with cardiac sarcoidosis. Heart Rhythm, 2014, 11（7）：1305－1323.

2. Corrado D, Wichter T, Link MS, et al. Treatment of arrhythmogenic right ventricular cardiomyopathy/dysplasia：an international task force consensus statement. Circulation, 2015, 132（5）：441－453.

3. Islam Z, Warricker F, Shah BN. Swallow（deglutition）syncope. Postgrad Med J, 2016, 92（1090）：489－490.

4. 刘文玲，胡大一，郭继鸿，等．晕厥诊断与治疗中国专家共识（2014 年更新版）．中华内科杂志，2014, 53（11）：916－925.

5. Saitoh T, Satoh H, Makino K, et al. Swallow syncope. Acute Med Surg, 2014, 2（2）：145－146.

032 副肿瘤综合征致反复发作性眩晕 1 例

病历摘要

患者，女，59 岁。主诉：反复发作性眩晕 10 余年，加重 3 个月。现病史：患者 10 年前无明显诱因突发眩晕，持续时间约数分钟，伴恶心、呕吐、畏光。此后，眩晕发作反复出现，平均每年发作2~3次。左耳呈间断性耳鸣，眩晕发作期间加重，但无听力下降。2014年10月，患者"感冒"后出现头昏沉感、走路不稳，持续至今。既往史：无肿瘤病史。遂于2015年1月12日入院接受进一步诊疗。入院查体：体温35.8℃，脉搏72次/分，呼吸18次/分，血压150/80mmHg，神志清楚，双侧眼球不自主转动、阵挛，无规律性，双侧瞳孔等大等圆，对光反射正常，脊柱四肢肌张力正常，指鼻试验尚稳准，轮替试验阴性，昂白试验阳性，双侧膝腱反射正常、对称，双侧巴宾斯基征未引出。耳科查体：外耳道与鼓膜无异常。眼震图：自发眼震试验显示有眼阵挛；视跟踪试验为水平跟踪Ⅲ型（叠加眼阵挛）；凝视试验及位置试验各方向凝视均表现有眼阵挛；视动试验双侧对称；旋转试验双侧水平半规管旋转急停眼震慢相速度基本对称。头颅MRI：双侧额顶叶皮层下多发脑缺血灶。血、尿、便常规、生化全项、凝血四项、癌普查均正常，红细胞沉降率36mm/h。经神经内科会诊，初步诊断为前庭外周性眩晕，给予甲泼尼龙激素冲击治疗及改善循环药物、营养神经药物等综合治疗1周，但患者症状无明显缓解，眼阵挛持续存在且无减弱。2015年1月15日，胸部CT显示：右侧乳腺结节，双下肺陈旧性病变。乳腺彩超：双侧乳腺轻度增生，右侧乳腺多发结节。乳腺钼靶：双乳见散在沙砾样钙化影，右侧乳腺外下象限内见两个不规则高密度结节影相连呈哑铃状，边缘欠光滑，直径约1.6cm，提示：右侧BI – RADS四级，左侧BI – RADS二级。患者于外院经超声引导下右乳低回声实性占位穿刺活检术并行右乳腺全切术＋前哨淋巴结清扫术。术后病理诊断：右乳腺浸润性导管癌（Ⅱ级）。患者遂被诊断为：①右乳腺癌；②副肿瘤综合征。术后予以化疗4个疗程，患者头晕及走路不稳感逐渐好转。2016年12月9日复查：昂白试验阴性。前庭功能检查：自发性眼震阴性；视测距试验双侧正常；视跟踪试验Ⅱ型；视动性眼震试验双侧对称，增益正常；凝视试验阴性；温度试验双侧水平半规管功能正常；平衡功能检查正常。

🔬 病例分析

该患者系中年女性，有反复发作性眩晕病史 10 余年，眩晕呈自发性，眩晕持续时间数分钟，伴左耳鸣，眩晕发作时其耳鸣症状加重，伴有恶心、呕吐及畏光症状，但不伴有明显的听力减退，近 3 个月来患者感眩晕症状加重，且出现走路不稳症状。患者既往无肿瘤病史。入院查体患者一般情况尚好，除表现有眼阵挛及昂白试验阳性外，无其他异常发现。眼震图显示有自发性眼阵挛，凝视试验及位置试验也均伴有眼阵挛出现，视跟踪试验为水平跟踪Ⅲ型（叠加眼阵挛），但视动试验与旋转试验无明显异常。头颅 MRI 除显示双侧额顶叶皮层下多发脑缺血灶外无其他异常发现。血、尿、便常规、生化全项、凝血四项、癌普查也均无异常，但血沉较快，红细胞沉降率 36mm/h。患者眩晕发作病史及症状特点似非典型性梅尼埃病表现，但查体所见及眼震图表现不符合梅尼埃病之特点。为排除中枢性眩晕疾病请神经内科会诊，被诊断为前庭外周性眩晕，建议给予甲泼尼龙激素冲击治疗及改善循环药物、营养神经药物等综合治疗 1 周，但治疗后患者症状无明显缓解，眼阵挛持续存在且无减弱。遂予以患者进一步检查：胸部 CT 显示右侧乳腺结节性病变；乳腺彩超示双侧乳腺轻度增生，右侧乳腺多发结节；乳腺钼靶显示双乳散在沙砾样钙化影，右侧乳腺外下象限内见两个不规则高密度结节影相连，呈哑铃状，边缘欠光滑，直径约 1.6cm，提示右乳腺 BI－RADS 四级，左乳腺 BI－RADS 二级。继而患者于外院接受超声引导下右乳腺低回声实性占位穿刺活检术并行右乳腺全切术 + 前哨淋巴结清扫术。术后病理诊断为右乳腺浸润性导管癌（Ⅱ级）。至此患者得到确诊，诊断为右乳腺癌伴副肿瘤综合征。患者眩晕等症状系副肿瘤综合征表现。术后经 4 个疗程的辅助化疗，患者头晕及走路不稳症状亦逐渐好转。治疗后 1 年复查，患者昂白试验已呈阴性，前庭功能检查显示眼阵挛消失，视跟踪试验转为正常Ⅱ型曲线，其他前庭功能亦示正常。

病例点评

　　副肿瘤综合征是恶性肿瘤患者伴发的一组临床症状群，它并不是由肿瘤直接侵犯其所在组织或器官而产生的一组症状，而系一种恶性肿瘤的远隔效应。副肿瘤综合征主要见于小细胞肺癌、乳腺癌、卵巢癌及胸腺瘤等。乳腺癌现在已经成为女性最常见的肿瘤之一，在转移性乳腺癌中有 1/3 患者出现中枢神经系统转移，但有极少一部分患者的神经系统症状是由副肿瘤综合征所引发，乳腺癌副肿瘤综合征依据其累及部位及引发症状可分为副肿瘤斜视性眼阵挛 – 肌阵挛（paraneoplastic opsoclonus myoclonus，POM）、副肿瘤性小脑变性、副肿瘤性视网膜病、僵人综合征、原发性侧索硬化、急性坏死性肌病、感觉运动性神经病等类型。由于对乳腺癌副肿瘤综合征认识不足，其误诊率较高。虽然乳腺癌副肿瘤综合征的发病率远低于肿瘤脑转移，但其出现常有助于肿瘤的发现与诊断，值得引起重视。本病例患者为绝经后中年女性，处于女性生殖系统、乳腺肿瘤的高发年龄段。其病程较长，为慢性隐袭性起病，症状进行性加重，无药物、营养代谢障碍及放化疗等诱因。前庭功能检查表现为持续性眼阵挛，呈水平向为主的不规则性摆动，提示中枢性眩晕。

笔记

头颅 MRI 见双侧额顶叶皮层下多发脑缺血灶，考虑为神经系统弥漫性损伤。患者同期发生乳腺癌，考虑其眼阵挛及眩晕等症状系乳腺癌副肿瘤综合征所致。在针对乳腺癌的相应治疗之后，患者的眼阵挛及眩晕等症状消失。根据 Graus 等在 2004 年提出的副肿瘤综合征诊断标准，本病例患者可确诊为乳腺癌副肿瘤综合征。POM 是典型的神经系统副肿瘤综合征之一。1962 年，Kinsboume 首次报道以"斜视性眼阵挛 - 肌阵挛"为主要临床表现的患者，并命名为斜视性眼阵挛 - 肌阵挛综合征（opsoclonus myoclonus syndrome，OMS）。OMS 表现为与注视方向无关的双眼杂乱无章、无节律、快速多变的眼球异常运动综合征，可同时伴发无节律的动作性肌阵挛，可累及躯干、肢体和头部，尚可表现有共济失调、睡眠障碍、行为改变等。本病例患者首发症状为眩晕，逐渐出现走路不稳，后伴发眼球快速、杂乱、无规律震颤，符合 OMS 表现。Aquilina 等人报道 OMS 每年发生率仅为 0.01/100 000。OMS 主要见于神经母细胞瘤患儿，成人较少。国外曾报告 2 例与乳腺癌相关的 OMS 病例，国内仅报告有 2 例 POM 病例。Mayo 等人研究了 1990—2011 年的 21 例眼阵挛患者，其中 3 例伴潜在恶性肿瘤（2 例乳腺癌，1 例小细胞肺癌）。POM 的确切发病机制尚不十分清楚。成人 POM 通常发生在与 Ri 抗体有关的乳腺癌或卵巢癌女性患者。但并非所有副肿瘤综合征患者都能够检测到针对神经元的抗体。Altaha 等人回顾了 1993—2003 年 31 例乳腺癌相关的神经系统副肿瘤综合征，仅 36% 的患者其肿瘤神经抗体呈阳性，而 32% 患者其抗体呈阴性，另 16% 患者则呈不明抗体阳性。且发现，多数抗体相关中枢神经系统副肿瘤综合征的发病与抗体并无直接关系，而与细胞毒性 T 淋巴细胞反应有关。由于条件限制，本病例患者未行血清或脑脊液抗 Ri、抗 Yo、抗 VGCC 等相关特征性抗体的检测。POM 患者其病理改变可包括小脑的浦肯野细胞弥

笔记

143

漫性脱失，下橄榄核神经元脱失，也有的显示小血管周围炎性细胞浸润，主要以单核细胞浸润为主，多发生在小脑、脑干、软脑膜等处。因此，患者常合并有小脑、脑干的阳性体征和脑膜炎体征。POM 仍缺少确切而有效的治疗手段。各类免疫治疗包括类固醇、免疫球蛋白、环磷酰胺及利妥昔单抗治疗 POM 取得了一定的效果。以往研究显示，应用促皮质激素或皮质激素及切除原发肿瘤能使临床症状好转，约有一半以上的患者经治疗其眼阵挛症状及其他症状可消失。也曾有报道 POM 其症状自然缓解者，但十分罕见。本病例患者经激素冲击治疗后症状未见好转，切除原发肿瘤后其眼阵挛及眩晕症状消失。POM 的预后较差，Fanous 等人研究显示，在 14 例伴有 POM 的早期肿瘤患者中有 5 例死于 POM。

参考文献

1. Aquilina A, Dingli N, Aquilina J. Postintervention acute opsoclonus myoclonus syndrome. BMJ Case Rep, 2017.

2. Fanous I, Dillon P. Paraneoplastic neurological complications of breast cancer. Exp Hematol Oncol, 2016, 5：29.

033 以头晕为主要临床表现的视神经脊髓炎谱系疾病 1 例

病历摘要

患者，女，48 岁。主诉：体位性头晕伴顽固性呃逆 1 年，持续头晕 1 个月，复视伴右侧面部麻木无力 15 天，于 2018 年 10 月 19

日入院诊疗。现病史：患者在入院前1年左右开始无明显诱因出现头晕症状，伴恶心、呕吐，头晕与体位有关，直立位时出现，卧位时缓解，且出现顽固性呃逆症状，影响其进食。曾于外院内科诊治，具体诊疗情况不详，但症状无缓解，其头晕症状进一步加重，出现两次一过性意识丧失，均持续1~2分钟，无抽搐和大小失禁，当时测血压最低值为74/65mmHg，外院诊断为"晕厥原因待查"，头部MRI提示"延髓后部小片异常信号灶"，进行血液和脑脊液相关检查后被诊断为"极后区综合征、干燥综合征、桥本甲状腺炎、直立性低血压"，给予糖皮质激素冲击治疗（每日甲泼尼龙琥珀酸钠1000mg，连用5天），患者症状明显好转，出院后口服醋酸泼尼松（每次60mg，每日1次，每半个月减5mg，3个月后每个月减5mg）和环磷酰胺（每次500mg，每15日1次，肌内注射），口服硫酸羟氯喹（每次100mg，每日2次）治疗，患者无不适感，日常工作和生活都可正常进行。2个月前患者遵医嘱停用环磷酰胺和硫酸羟氯喹。但1个月前患者无明显诱因再次发作头晕症状，无视物旋转感，不伴恶心、呕吐，头晕与体位变化无关，未出现呃逆症状，但伴走路不稳，脚踩棉花感，院外测血压150/100mmHg，口服降压药（具体用药不详），症状无明显变化。15天前患者头晕症状加重，出现复视症状，向左右注视均可出现视物成双，伴右侧口角歪斜，右侧闭目和鼓腮力弱，同时伴右侧面部麻木感和自觉右耳鸣加重，无肢体麻木和无力症状，亦无言语障碍和饮水呛咳表现。外院行头部MRI提示"延髓和脑桥右侧异常信号"，为求进一步诊治被收入院治疗。发病以来饮食不佳，睡眠尚可，体重未见明显减轻。既往史：右侧耳鸣15年。个人史：无特殊。月经生育史：平素月经规律，孕5产1。配偶及子女体健。家族史：否认家族遗传病史及类似疾病史。父亲因心肌梗死已故，母亲体健。体格检查：

卧位血压 130/87mmHg，立位血压 130/87mmHg。血管听诊区未闻及杂音；神经系统查体：神清语利，高级皮层功能正常；双侧瞳孔等大同圆，对光反射灵敏；无眼震；双眼球稍内收位，双眼外展均露白，右侧明显；右侧面部痛觉减退；右侧周围性面瘫；右耳听力减退，韦伯试验偏右，林纳试验右耳骨导大于气导；伸舌右偏，可见右侧舌肌纤颤；右侧软腭上抬力弱，悬雍垂偏左，右侧咽反射减弱；四肢肌力、肌张力正常；肢体深浅感觉正常；指鼻试验和跟膝胫试验稳准，昂伯征阴性；四肢腱反射对称活跃；未引出病理反射。辅助检查：颅脑 MRI + 强化示右侧脑桥、延髓异常信号，病灶无明显强化（图 27）。血清甲状腺球蛋白抗体：> 2439IU/ml，微粒体抗体 > 1013IU/ml，抗 SSA 抗体和抗 SSB 抗体呈阴性（第一次外院住院时为弱阳性），其他免疫相关检查阴性。脑脊液相关检测：脑脊液压力、常规和生化正常，水通道蛋白 4 抗体（AQP4 - IgG）、抗髓鞘少突胶质细胞糖蛋白抗体（MOG - IgG）和寡克隆带（OB）均为阴性，IgG 24 小时合成率正常（血 + 脑脊液），脑脊液自免脑抗体和副肿瘤相关抗体阴性。颈动脉超声：双侧颈内动脉斑块。诊断：①视神经脊髓炎谱系疾病（NMO spectrum disorders，NMOSD）；②桥本甲状腺炎。治疗经过：入院后给以血栓通改善循环、甲钴胺和 B_{12} 营养神经、七叶皂苷钠减轻水肿、抗血小板和降脂稳定斑块等药物治疗，入院 3 天后患者自觉右侧面部麻木较前好转，双侧眼球活动好转，查体右眼外展露白减少，余查体所见同前。然而，入院第 9 天时患者眼球运动异常加重，出现双眼球水平固定，不能左右注视，上下视可，余查体同前，遂给予甲泼尼龙 1000mg 激素冲击治疗，患者病情逐渐好转。查体：神清语利，双眼向左侧注视露白，双眼向左侧注视可见左向水平眼震，其他方向无眼震，面部感觉对称，右侧周围性面瘫，伸舌右偏，可见右侧舌肌纤颤，右侧软

笔记

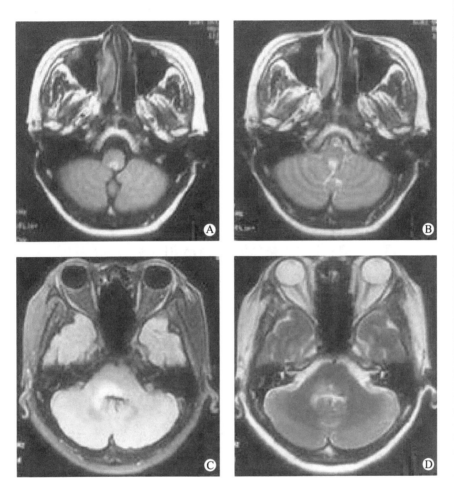

A. 延髓 T_2 Flair；B. 延髓 T_2 WI；C. 桥延交界 T_2 Flair；D. 脑桥 T_2 WI。

图 27　颅脑 MRI 平扫和增强

腭上抬力弱，悬雍垂偏左，右侧咽反射减弱，四肢肌力、肌张力正常，肢体深浅感觉正常，指鼻试验和跟膝胫试验稳准，Romberg 征阴性，四肢腱反射对称活跃，未引出病理反射。患者经治疗病情得到控制出院，出院时给予口服泼尼松，每次 60mg，每日 1 次，每个月减量 5mg；钙尔奇 D，每次 1 片，1 次/日；法莫替丁，每日 20mg，每日 2 次；补达秀，每次 1g，每日 2 次。出院后随访及诊疗：出院后 3 个月患者症状完全缓解，查体未发现阳性体征，加用免疫抑制剂治疗。出院后 6 个月，患者口服泼尼松 10mg 和免疫抑制剂治疗，无症状出现。

病例分析

患者为中青年女性，有两次发病，以头晕为主要临床表现，第一次发病伴有顽固性呃逆，第二次发病伴有视物成双和右侧面部麻木无力，第二次入我院查体，病灶定位在右侧前庭神经核、面神经核、三叉神经脊束核和右侧疑核，头部 MRI 可见右侧脑桥和延髓病灶。脑脊液检查未见异常，包括 AQP4 阴性。应用激素治疗有效。综合分析诊断考虑为视神经脊髓炎谱系疾病（AQP4 阴性的 NMOSD）。国际标准和中国指南指出，诊断 NMOSD 的关键依据是血清水通道蛋白 - 4 抗体（AQP4 - IgG）阳性和 6 组临床核心症状，即使 AQP4 - IgG 阴性，以及病变未累及视神经和脊髓，也能确立 NMOSD 的诊断。6 组临床核心症状包括：视神经炎、长节段横贯性脊髓炎、极后区综合征、急性脑干综合征、急性间脑综合征和急性大脑综合征。患者病程有缓解复发，两次发作病灶累及极后区和脑干，满足 MRI 病灶附加条件，故诊断视神经脊髓炎谱系疾病（AQP4 阴性）。

病例点评

该病例患者在诊断方面尚存在两个难点：

（1）在 AQP4 阴性的情况下如何诊断 NMOSD？国际标准和中国指南均提出了 AQP4 阴性情况下，NMOSD 的诊断标准：AQP4 阴性时，患者至少要具有两个核心症状，其中至少一个核心症状为视神经脊髓炎、长段横贯性脊髓炎或极后区综合征，具有空间多发特点。满足 MRI 附加条件。患者第一次发作表现为极后区综合征（MRI 显示病灶在极后区），第二次发病表现为急性脑干综合征（MRI 显示病灶在右侧脑桥），所以该病例患者具有两个核心症状，并有空间多发特点，也满足 MRI 附件条件，诊断成立。

（2）NMOSD 合并其他免疫系统疾病如何分析？患者在 1 年前曾诊断为干燥综合征（外院检查 SSA 抗体和 SSB 抗体阳性），两次住院均显示血甲状腺球蛋白抗体＞2439IU/ml，微粒体抗体＞1013IU/ml，说明患者存在三种免疫相关性疾病，包括 NMOSD，桥本甲状腺炎和干燥综合征。指南指出，NMOSD 常与自身免疫性疾病包括系统性红斑狼疮、干燥综合征和桥本甲状腺炎等共病。

该病例明确诊断后，依据当前诊疗指南予以相应的治疗，急性期冲击治疗后，给予小剂量激素和免疫抑制剂长期维持治疗。随访及诊疗结果显示，出院 3 个月时患者症状完全缓解，查体无阳性体征，加用免疫抑制剂治疗；出院 6 个月时患者口服泼尼松 10mg 及免疫抑制剂治疗，无症状出现。

参考文献

1. Kim HJ, Paul F, Lana - Peixoto MA, et al. MRI characteristics of neuromyelitis optica spectrum disorder: an international update. Neurology, 2015, 84（11）: 1165 - 1173.

2. Wingerchuk DM, Banwell B, Bennett JL, et al. International consensus diagnostic criteria for neuromyelitis optica spectrum disorder. Neurology, 2015, 85（2）: 177 - 189.

3. 张祥，李翔，邓波，等. 水通道蛋白 4 抗体阳性和阴性视神经脊髓炎谱系病患者临床表现的分析和比较. 临床内科杂志，2016，33（8）: 521 - 524.

笔记

4. 中国免疫学会神经免疫学分会，中华医学会神经病学分会神经免疫学组，中国医师协会神经内科分会神经免疫专业委员会. 中国视神经脊髓炎谱系疾病诊断与治疗指南. 中国神经免疫学和神经病学杂志，2016，23（3）：155－166.

034. Hunt 综合征继发急性延髓梗死 1 例

病历摘要

患者，男，41 岁。主诉：头晕、耳痛 1 周。现病史：患者 1 周前无明显诱因出现头晕，呈头重脚轻感，无视物旋转感，不伴有恶心、呕吐，也无耳鸣、耳闷胀感及明显的听力减退症状，1 天后出现右耳肿痛，伴轻度头痛及发热症状，体温 37.6℃，耳痛症状呈进行性加重，并出现右耳疱疹，3 天后患者进一步出现右侧面部麻木、口角歪斜、右眼闭合费力、流泪等症状，此后上述症状逐渐加重，患者遂在发病 1 周后于 2018 年 3 月 19 日入院接受进一步诊疗。患者发病以来无意识障碍、眼前黑朦、言语障碍、吞咽困难、呛咳、肢体活动障碍及视力下降等症状。入院前曾在外院被诊断为右耳带状疱疹，给予地塞米松等药物治疗，耳痛及头痛症状稍有缓解。既往史：无明确的心脑血管病史。入院时查体：可见左向水平性自发性眼震。右耳耳甲腔见散在的疱疹及结痂，外耳道后壁及鼓膜松弛部充血。左耳外耳道及鼓膜无异常。患者呈右侧周围性面瘫表现：右侧额纹消失，抬眉障碍，眼睑不能完全闭合，鼻唇沟变浅，示齿时口角左偏，软腭抬举正常，伸舌无偏斜。纯音测听：右耳感音神经性聋，平均听阈37.5dB，以高频听力下降为主；左耳听力正常。鼓室图：双耳均呈正常"A"型曲线。听觉脑干诱发电位检测：右耳反应阈值30dBHL，Ⅰ～Ⅴ波均略有延迟，各波分化尚可；左耳反应阈值40dBHL，各波分化好，Ⅰ～Ⅴ波均无延迟。前庭功能检查：自发性眼震阳性，呈左向水平性眼震，最大慢相速度8.1°/s。Dix-Halllpike试验和滚转试验均为阴性。速度阶梯试验：两侧水平半规管旋转急停眼震慢相速度不对称，右侧明显减弱。温度试验：右侧半规管功能减弱，半规管轻瘫（CP=84%）。平衡姿势描记图：静态睁眼或闭眼均呈前后型不稳；海绵垫睁眼呈中心型，海绵垫闭眼呈弥散型偏移。头颅MRI：脑部未见明显异常。前庭诱发肌源性电位：右侧反应减弱。根据患者的病史及辅助检查，入院诊断：Hunt综合征。入院后给予抗病毒、糖皮质激素、改善微循环、营养神经等药物治疗，住院治疗10天后，患者右侧耳部疱疹、面瘫症状均较前减轻，右侧额纹变浅与抬眉障碍表现也较前减轻，右眼睑可闭合。3天后即住院治疗2周时，患者耳部疱疹、面瘫表现虽较前减轻，但感觉头晕症状加重，伴恶心，未发生呕吐。查体：见扭转性自发性眼震。复查头颅MRI：延髓右侧呈现点状异常信号，提示急性腔隙性梗死。头颅CTA：右侧基底节区示梗死灶。给予依达拉奉（每次30mg，每日2次）、丁苯酞氯化钠（每次25mg，每日2次）等药物治疗。治疗1周后，患者症状好转，面瘫症状明显减轻，右侧额纹较左侧略浅，右侧抬眉障碍改善，右眼睑可闭合。查体：仍见有自发性眼震，但呈左向水平性眼震。复查头颅MRI：与1周前MRI比较，延髓右侧点状高信号较前减低，考虑为腔隙性梗死。继续治疗数日后，患者头晕、头痛及耳痛症状消退，已无明显面瘫表现，听力较前无改善，自发性眼震仍呈阳性，为左向水平性眼震，最大慢相速度2.2°/s，患者病情好转出院。患者于出院后 1 个月返院复查，无眩晕或头晕主诉，无面瘫表现，神经科查体亦无阳性定位体征，自发性眼震呈阴性，听力同前，头颅 MRI 尚未予以复查。

病例分析

患者以头晕为首发症状，随后出现右侧耳痛及耳部疱疹，继而出现右侧周围性面瘫表现，纯音测听示右耳感音神经性聋，平均听阈 37.5dBHL，以高频听力下降为主，前庭功能检查示自发性眼震阳性，呈左向水平性眼震，速度阶梯试验示两侧旋转急停眼震慢相速度不对称，右侧明显减弱，冷热试验亦示右侧半规管功能减弱，半规管轻瘫（CP = 84%）。入院诊断明确，即 Hunt 综合征（Ⅲ型），并得到了适当的治疗。然而，在住院治疗 2 周时，患者耳部疱疹、面瘫表现较前明显减轻，但其头晕症状加重，伴有恶心症状，查体见扭转性自发性眼震，疑有中枢性病变而复查头颅 MRI，在右侧延髓处见点状异常信号，提示存在急性腔隙性梗死，头颅 CTA 示右侧基底节区梗死灶。患者经药物治疗后其症状好转，自发性眼震亦转变为水平性眼震，复查头颅 MRI 显示右侧延髓点状高信号已较前明显减低。患者住院期间发生的急性延髓梗死因为发现及时，诊疗得当，从而获得较好的治疗效果和预后。

病例点评

1907 年，Ramsay Hunt 首先报告了因面神经膝状神经节水痘－带状疱疹病毒感染而引起的一组特殊症状的病例，后被称为 Hunt 综合征或耳带状疱疹，该病多单侧发病，主要表现为一侧耳部剧痛，伴有耳部疱疹、听力减退和平衡障碍，因多表现有同侧周围性面瘫，故又被称为膝状神经节综合征。临床上该综合征可依据临床表现分为三型：Ⅰ型，仅表现有耳部疱疹；Ⅱ型，表现有耳部疱疹和周围性面瘫；Ⅲ型，表现有耳部疱疹和周围性面瘫，并伴有听力减退及前庭功能障碍。患者通常在起病初期可表现有全身不适、低热、头痛、食欲不振等病毒感染前驱症状；继而出现耳痛症状，常较剧烈；通常在耳甲腔、外耳道或鼓膜等处呈现疱疹；可表现有周围性面瘫症状，开始面瘫多呈不完全性，数日或 2～3 周内可迅速发展为完全性面瘫，一般在 10～14 天面瘫达高峰期。疱疹和面瘫出现时间可先后不一，多数患者疱疹出现在前，也有少数患者面瘫先于疱疹出现，个别情况下，两者相隔 1 周或 1 周以上。此外，患者常伴耳鸣、感音神经性聋、眩晕及平衡失调等症状。个别患者尚可伴有第Ⅴ、第Ⅵ、第Ⅸ、第Ⅹ、第Ⅺ、第Ⅻ对颅神经受损症状。

该病例患者起病初期以头晕为首发症状，次日出现右耳带状疱疹，伴耳痛症状，3 天后出现同侧面瘫症状，患者入院时已表现有典型的 Hunt 综合征"三联征"，即耳痛、耳部疱疹和周围性面瘫症状，故其诊断明确并得到及时治疗。入院后经抗病毒、营养神经、改善微循环等药物治疗，患者头晕及面瘫症状明显好转。但在住院治疗 2 周时，患者出现头晕症状加重，查体发现其自发性眼震由入院时的水平性眼震转变为扭转性眼震，因这种旋转性眼震提示为中枢性眼震，多由桥延交界处、桥臂、中脑等部位病变所致，因此进一步急查头颅 MRI，急性延髓脑梗死得以被发现，并及时给予患者抗凝、改善微循环等药物治疗。患者因梗死范围尚小，症状较轻，经治疗后其症状好转，自发性眼震亦转变为水平性眼震，复查头颅 MRI 亦提示其延髓梗死情况明显改善。患者出院后 1 个月复查，其 Hunt 综合征和急性延髓脑梗死均得到较好的治疗效果。

笔记

参考文献

1. Ortiz GA, Koch S, Forteza A, et al. Ramsay hunt syndrome followed by multifocal vasculopathy and posterior circulation strokes. Neurology. 2008, 70 (13)：1049-1051.

2. Bharadwaj S, Moffat AC, Wood B, et al. Herpetic cranial polyneuritis mimicking brain stem infarction - an atypical presentation of Ramsay Hunt syndrome. BMJ Case Rep, 2016.

035 运动病减敏治疗1例

病历摘要

患者，女，24岁。主诉：反复晕车多年。现病史：患者多年来乘车时出现程度不等的晕车症状，包括头晕、恶心、呕吐、出汗、面色苍白、心跳加速等症状，乘车后短时间内仍感疲乏不适，食欲下降，但经一定时间的恢复，上述症状完全消失，再次乘车时上述症状又出现，且近来乘车时晕车感加重。患者每次乘车前常需要口服眩晕停等药物控制晕车症状。患者无明显头痛症状，也无听力下降及耳鸣、耳闷症状，于2017年6月9日门诊就诊拟接受运动病减敏治疗。既往史：无偏头痛、梅尼埃病、良性阵发性位置性眩晕及其他耳疾史。否认家族遗传性疾病史。查体：一般情况较好，血压110/70mmHg。耳科查体：外耳道及鼓膜无异常。纯音测听：双耳正常听力曲线。自发性眼震阴性。冷热试验、速度阶跃试验、颈性和眼性前庭诱发肌源性电位、视频头脉冲试验、主观视觉垂直线和主观垂直水平线检查及静态姿势图等前庭功能试验均无明显异常，两侧反应基本对称。运动病 Graybiel 评分：11 分。诊断：运动病。治疗：患者接受"运动病阶梯习服锻炼方案"。习服锻炼通过 SRM – Ⅳ型眩晕诊疗系统进行，隔 2 日进行 1 次习服锻炼，共 10 次。具体习服锻炼方案如下。①垂直半规管功能锻炼：在右后 – 左前半规管平面旋转 120°，顺时针旋转 3 次，逆时针旋转 3 次；在左后 – 右前半规管平面旋转 120°，逆时针旋转 3 次，顺时针旋转 3 次。上述步骤构成 1 次治疗操作，每个步骤之间均间隔 10 秒。共进行 10 次治疗操作，第 1～3 次操作为慢速操作，即每个动作用时 4 秒，加速度为 120°/s；第 4～6 次操作为中速操作，即每个动作用时 3 秒，加速度为 150°/s；后 4 次操作为快速操作，即每个动作用时 2 秒，加速度为 180°/s。②水平半规管功能锻炼：在水平半规管平面旋转 180°，逆时针与顺时针交替进行，共 8 次。上述步骤构成 1 次治疗操作，每个步骤之间均间隔 10 秒。共进行 10 次治疗操作，第 1～3 次操作为慢速操作，即每个动作用时 5 秒，加速度为 140°/s；第 4～6 次操作为中速操作，即每个动作用时 3 秒，加速度为 160°/s；后 4 次操作为快速操作，即每个动作用时 2 秒，加速度为 180°/s。患者接受运动病阶梯习服锻炼后随访结果显示，其前庭功能检查结果与锻炼前相比无明显差别，其运动病 Graybiel 评分降至 5 分。患者称第 5 次习服锻炼后，乘车时其不适症状较前略有减轻，第 7 次习服锻炼后，乘车时不适症状较前明显缓解，第 10 次习服锻炼后，乘车时几乎未出现不适症状。

病例分析

依据患者的主诉与病史及其临床表现特点，该病例符合运动病的诊断标准：①乘坐交通工具前精神状态正常；②乘坐交通工具时，患者表现有头晕、嗜睡、疲乏、精神不振、唾液增多、食欲下降、恶心、呕吐等运动病样症状；③离开交通工具后，上述运动病样症状逐渐缓解或消失；④既往乘坐交通工具时有类似症状反复发作的病史。该患者的病史清楚，头晕等症状的出现与头位变化无关而与乘车关系密切，其头晕等症状发作时不伴有听力下降、耳鸣、耳闷症状，亦不伴有视觉异常、畏光、畏声等症状，其各种前庭功能检查结果也均示正常，故可排除前庭性偏头痛、梅尼埃病、良性阵发性位置性眩晕、前庭神经炎等常见的眩晕性疾病，该病例被诊断为运动病。

目前，运动病的治疗方法主要包括药物治疗和非药物治疗两种途径。治疗药物主要包括抗胆碱类药物、抗组胺类药物、拟交感神经类药物等，药物治疗不仅起效慢且在每次乘车或乘船之前均需用药，尤其是这些药物均存在有不同程度的不良反应，如嗜睡、头晕、口干、视物模糊等，因而大大限制了其应用。运动病的非药物防治手段主要为前庭习服与适应，尽管方法多样，但目前尚缺少十分理想的习服锻炼方法。该病例患者通过SRM－IV型眩晕诊疗系统进行习服锻炼以对其运动病予以防治，患者经过运动病阶梯习服锻炼后，其运动病 Graybiel 评分降至 5 分，乘车时各种运动病症状较前明显缓解，甚至不再发生，取得了较好的运动病防治效果。

病例点评

运动病，也称晕动病，是因机体暴露在运动环境中受到不适宜的运动环境刺激而引起的头晕、上腹部不适、恶心、呕吐、出冷汗、面色苍白等前庭神经和自主神经反应为主的症候群。运动病发病率较高，按照所处环境的不同，可分为晕车、晕船、晕机、航天病等，这给人们乘坐交通工具旅行时带来很多不便。尽管国内外学者对运动病的发病机制进行了大量深入的研究，但其发病机制目前仍不十分清楚。当前有关运动病的发生机制主要有感觉冲突学说（包括前庭内感觉冲突学说）、耳石不对称学说、体液转移学说等。运动病的发生不仅与运动刺激强度具有直接的联系，且与运动病的个体敏感性密切相关。运动病易感性主要与以前庭功能、遗传特性、性别、年龄、心理等因素相关。在某些前庭性疾病如前庭性偏头痛、梅尼埃病、良性阵发性位置性眩晕患者，其运动病敏感性也较常人增加。该病例患者病史及症状典型，可明确诊断为运动病。

目前，运动病的防治方法主要包括药物防治和非药物防治两种途径。抗运动病药物虽然是一种有效的运动病防治手段，但几乎所有的抗运动病药物都有不同程度的不良反应，因而其应用受到一定的限制。习服和适应则是运动病非药物防治的主要途径。人们已尝试采用各种习服和适应的锻炼方法来防治运动病，但目前仍缺少十分理想的习服和适应的锻炼方法，如训练方法不够简便，其效应维持时间不够长久等。该病例患者通过SRM－Ⅳ型眩晕诊疗系统采用新的习服与适应的锻炼方法来防治运动病，取得了较好的运动病防治效果。这种习服锻炼方法及效果还有待于进一步临床实践及改善。因此，在进行上述习服锻炼的过程中，需密切注意患者的状态，以便及时调整习服锻炼方案，如可适当地改变刺激的速度和加速度，以达到最佳习服锻炼效果。除传统的药物防治和非药物防治途径外，中药汤剂、针刺、按摩穴位等中医中药也常用作运动病的防治手段。因此，如果单纯采用上述习服锻炼方法防治运动病效果欠佳时，也可结合中医针刺治疗，如取百会、四神聪、内关、足三里、合谷等穴。现代研究表明，针刺具有放松大脑皮质，诱导舒适感的作用，针刺能促进交感、副交感神经突触联系，激动中枢神经

笔记

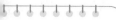

系统，有助于抑制运动病的发生。

参考文献

1. Golding JF. Motion sickness. Handb Clin Neurol, 2016, 137：371 – 390.

2. Previc FH. Intravestibular balance and motion sickness. Aerosp Med Hum Perform, 2018, 89（2）：130 – 140.

3. Schmäl F. Neuronal mechanisms and the treatment of motion sickness. Pharmacology, 2013, 91（3 – 4）：229 – 241.

4. 单希征，彭新，王恩彤，等. 高强度前庭功能锻炼防治运动病效果的初步观察. 北京医学，2017, 39（1）：1 – 5.

5. Strupp M, Brandt T, Huppert D, et al. Prevalence of motion sickness in various vestibular disorders：a study on 749 patients. J Neurol, 2018, 265（Suppl 1）：95 – 97.